Abriendo

la *Jaula* de Dolor

con EFT

Otros Libros por Rue Hass:

This is Where I Stand:
the Power and Gift of Being Sensitive

The 8 Master Keys to Healing What Hurts

The Discovery Book:
Workbook for EFT and the 8 Master Keys

Abriendo

la Jaula de Dolor

con EFT

Permite a Tu Espíritu Volar Libre

Rue Anne Hass, Maestra en EFT

Abriendo la Jaula de Dolor con EFT:

Permite a Tu Espíritu Volar Libre

Editor: Jeremy Berg

Diseño de Portada por Willow Harth

Traducción de Vera Malbaski y David MacKay

Publicado por:
Starseed Publications
2204 E Grand Ave.
Everett, WA 98201

ISBN: 978-0-9791700-2-7

Hass, Rue Anne
Abriendo la Jaula de Dolor con EFT/
Rue Anne Hass

Primera Edición: Enero 2008

Impreso en los Estados Unidos de America

9 8 7 6 5 4 3 2 1 0

Índice

Dedicatoria

A toda la gente, de todas partes, quienes adoptan nuevas ideas con valor, placer, curiosidad y creatividad.

Agradecimientos

Timothy – por mantener abierto un espacio para lo que es posible en mí, en todo momento y en todos los sentidos.

Mi madre – quien abrió un portal al mundo para que yo entrara, y quien merece mucho más reconocimiento que el que jamás se permitió recibir, especialmente de ella misma.

David Spangler – por su profunda sabiduría acerca de la Presencia viviente implícita en la frase "Plántate y Hazte Valer"

Gary Craig, el promotor de EFT – por su generosidad de espíritu e inversión en beneficio de la sanación del corazón del mundo

Capítulo 1:
Introducción

El Dolor Crónico
es
una técnica de libertad emocional.

Esto es verdad para todas las condiciones crónicas.

Yo creo que el dolor crónico puede emerger a causa de años de esconder, retener, enjaular o reprimir nuestra auto-expresión más profunda. El dolor crónico es la expresión del cuerpo de dolor emocional y espiritual. ¡El dolor acapara nuestra atención! Nos llama a liberar nuestro espíritu profundo.

Apenas estamos aprendiendo a responder a esa llamada, y EFT es nuestra llave para abrir la jaula. Esta serie de artículos sobre calmar y liberar el dolor crónico describirá algunas de las emociones y creencias primarias que mantienen en su lugar a esa jaula, y cómo podemos utilizar EFT para, literalmente, liberar nuestras almas.

Resumen

Este enfoque al tema del dolor crónico surge de mi experiencia trabajando con gente que lo ha tenido. Personalmente no padezco de dolor crónico, aunque he aprendido que tengo el temperamento para ello. Si hubiera tenido una experiencia familiar abusiva en lugar de "simplemente" la negligente que tuve, hubiera sido buena candidata para la fibromialgia, artritis reumatoide, fatiga crónica, colon irritable o alguno de los trastornos auto-inmunes que la ciencia médica no puede explicar.

He aprendido de diversas fuentes: de un estudio personal ancho y profundo, de enseñar durante varios años una clase con una médico quien se sanó a si misma del dolor crónico, y de trabajar con muchos, muchos expertos – las personas mismas que tienen la condición.

Mi compañera médica, Nancy Selfridge, enseñó a los participantes en la clase (y a mí) acerca del iluminado enfoque médico a la fibromialgia, y yo les enseñé a ellos (y a ella) cómo usar EFT para la fibromialgia, además de una manera diferente de pensar sobre el estar enfermo. Nancy ahora es Jefa de la Clínica de Medicina Unificada de un HMO (Organización de Mantenimiento de la Salud) en Wisconsin. Su libro, muy ameno y valioso, escrito antes de nuestro trabajo juntas, es *'Freedom from Fibromyalgia'* (*Liberación de la Fibromialgia*).

Aunque me he auto-formado muy bien en el campo de estos nuevos trastornos, y en la efectividad de EFT como una modalidad para tratarlos, lo que digo en estos artículos son tan solo mis puntos de vista, a menos que cite a alguien.

El marco que quiero poner alrededor de esta información es que, a mi modo de pensar, las condiciones crónicas no son tanto "enfermedades" sino más bien *evidencias de un trastorno espiritual.* Yo creo que cuando el espíritu humano es restringido durante un largo periodo de tiempo por las emociones, pensamientos, o ambientes negativos, y no se le permite o no se fomenta el poderse expresar plenamente, la ira y la pena que resultan finalmente aparecen en el cuerpo como dolor. Al hablar de "espíritu", quiero decir lo mejor de nosotros. Creo profundamente en nuestra bondad innata. Al leer estas palabras, por favor tómate la libertad de sustituir tu propia espiritualidad por la mía. Creo que todo sale del mismo pozo.

El dolor crónico consigue llamar nuestra atención.

Para mí, el dolor crónico emocional o físico es el espíritu gritando. El mensaje del grito es básicamente "¡Sácame de Aquí!" EFT, aplicado con habilidad y reflexión, por uno mismo o conjuntamente de manera creativa con un terapeuta, invita y hace posible la liberación del espíritu humano de su jaula de pensamientos y creencias negativos. ¡Tenemos en nuestras manos una herramienta que puede cambiarlo todo!

El dolor crónico es una técnica de cuerpo-mente-espíritu que nos llama a la liberación emocional.

Estos artículos serán para *ti* si tienes dolor u otra condición crónica, y para *ti* si eres terapeuta y quieres comprender mejor cómo trabajar con esto, o si eres ambas cosas. Esto no es un tratamiento definitivo de trastornos de dolor. Mi intención aquí es compartir las creencias y emociones que crean la estructura de dolor crónico, emocional y físico, y lo mantienen sujeto. Una vez hayamos logrado percibir la estructura, podemos utilizar nuestra propia intuición y la excelente herramienta que es EFT para re-enmarcarla y reconstruirla.

Empezaré con una definición de dolor crónico desde una "iluminada perspectiva médica", desde la perspectiva de la psicología energética, y desde una perspectiva espiritual, tal como yo la entiendo.

Una "iluminada perspectiva médica" sobre el dolor crónico

Empecemos con unas palabras de Nancy Selfridge. Este es un bosquejo de su parte de la presentación que dimos juntas en varias ocasiones en la conferencia de la ACEP (Association for Comprehensive Energy Psychology) *(Asociación de Psicología Energética Integral)*. Aquí ella habla específicamente de la fibromialgia, pero la mayor parte de lo que dice también es cierto para el dolor crónico en general. Te dará una perspectiva general.

I. Un Modelo Mente-Cuerpo para Entender la Fibromialgia

1. ¿La fibromialgia existe sólo en mi cabeza?

- El dolor es un complejo proceso neurofisiológico
- No entendemos completamente la ciencia del dolor
- Se requiere de un cerebro intacto para que el ser humano experimente sufrimiento con el dolor
- Todos los humanos experimentan dolor – se adapta, tiene "mensaje" y "significado"

2. Cómo siente dolor el cerebro normal

- En la fibromialgia el proceso normal de producción de dolor/síntoma está perturbado

---

estrategias profundamente desenfadadas para desatascar cosas atascadas

- La investigación demuestra actividad anormal en el cerebro
- Parece haber una ampliación del dolor con exposición a estímulos dolorosos
- Existen anormalidades en los niveles de péptidos – sustancias químicas que comunican entre cerebro y cuerpo
- Cuando funciona una intervención para reducir el dolor de la fibromialgia, el cerebro parece cambiar

3. El papel de los detonadores de la fibromialgia

- Estresantes físicos, mentales, emocionales y ambientales pueden iniciar la disrupción de la regulación
- Un "evento" específico o estresantes acumulativos pueden ser identificados
- Esto encaja con el "modelo de neuro-plasticidad" para la producción de dolor crónico

II. El papel del temperamento sensible

- El trabajo de la Dra. Elaine Aron y la "persona altamente sensible"
- El temperamento "Idealista" de David Kiersey, lo opuesto del prototipo cultural
- Aun sin detonadores, la tensión creada por ser sensible en una cultura relativamente insensible puede ser suficiente para crear des-regulación
- El temperamento sensible requiere de periodos de nula o baja estimulación para lograr la homeostasis (salud y equilibrio)

III. Mitos Predominantes sobre la Fibromialgia

- Inflamación
- Trauma no sanado
- Biomecánica mala
- Psicología mala

IV. El Tratamiento de la Fibromialgia

1. El porqué del fracaso de tantos tratamientos "occidentales"

- El tratamiento fracasará si no lleva a un cambio en el cerebro
- El temperamento sensible debe ser tomado en cuenta

2. La razón por la que utilizamos un enfoque mente/cuerpo/espíritu

- Otras tradiciones de sanación apoyan este enfoque
- Investigación en algunas de estas intervenciones demuestra cambios en el cerebro
- No hay efectos secundarios
- Cualquier otro acercamiento al "problema" no es "bastante grande"

3. Cómo funcionan las intervenciones de la Medicina Complementaria

- Al cambiar los patrones de pensamiento (cognición) hay un cambio en el flujo electroquímico de energía del cerebro desde el sistema límbico al neocórtex
- EFT (y ciertas otras técnicas) ayuda a

> desacoplar el flujo electroquímico de
> energía entre el sistema límbico y el
> hipotálamo

Una Definición de la Psicología Energética del Dolor Crónico

En la medicina tradicional China, el origen de la acupuntura, el corazón se denomina el 'Rey' de los órganos. El Clásico de la Medicina Interna afirma: 'El corazón manda de todos los órganos y vísceras, alberga el espíritu, y controla las emociones.' En chino, la palabra para 'corazón' (hsin) también se utiliza para denominar 'mente'. Cuando el corazón está fuerte y firme, controla las emociones; cuando está débil y tambaleante, las emociones se rebelan y acosan al corazón-mente, el cual entonces pierde su mando sobre el cuerpo.

Lo que nosotros denominamos dolor crónico es una interrupción en el sistema eléctrico de una persona particularmente sensible, como resultado de un trauma emocional. Experiencias repetidas de estrés o trauma pueden causar trastornos en el sistema energético y restringir el flujo de la fuerza vital, limitando el acceso a nuestra capacidad para pensar y actuar y para tomar decisiones. Si reprimimos las emociones (tristeza, enojo, miedo) que surgen en respuesta a nuestras experiencias traumáticas, la disrupción del sistema eléctrico finalmente aparecerá como dolor y enfermedad en el cuerpo. Liberar el trastorno puede liberar al dolor y cambiar el pensamiento.

Una Definición Psico-Espiritual del Dolor Crónico

El dolor crónico es energía espiritual obstruida reflejada como dolor en el cuerpo. Se podría llamar "una pena en el corazón." El espíritu es lo mejor que hay en nosotros, nuestro portal a todo lo que es bueno y esperanzador. Algunas de las cualidades esenciales del espíritu son amor, expansión, generosidad, creatividad, imaginación, posibilidad, franqueza, crecimiento, flujo y propósito. Una persona sensible puede estar extraordinariamente sintonizada con sus cualidades espirituales, pero puede sentirse incapaz de expresarlas en lo que parece ser un mundo severo, crítico e hiriente.

Como resultado de traumas, una persona sensible puede desarrollar dolor crónico como respuesta emocional a una creencia restrictiva alrededor de la cual parece encogerse todo su ser: "No puedo expresar lo que realmente siento, no puedo ser quien realmente soy, no soy lo suficientemente buena/o. Para llegar a importar o tener significado en el mundo, para tener paz interior, y para justificar el cuidarme, debo permanecer enferma/o." De una manera ilógica, de intuición inconsciente, éste es un enfoque de auto-protección. El cambiar creencias y elecciones puede liberar al espíritu y sanar el cuerpo.

9

Empleando EFT para la Liberación del Dolor Crónico

Estos son los temas de este libro:

- **Introducción** – Liberando y Calmando el Dolor Crónico
- **Trazando el Mapa de la Sanación** – Permitir a un Espíritu Enjaulado Volar Libre
- **Enmendar un Corazón Roto** - Sanar y Reinvestir el Poder a un Temperamento Sensible

Aunque mi corazón se siente pesado y estrujado y triste, me honro a mi misma/o por lo difícil que ha sido, me comprendo, y hasta me perdono. Hacía lo mejor que podía. Elijo amar y apreciar y honrar esta poderosa calidad de alma, capaz de cambiar el mundo, con la que he sido bendecida/o.

- **Re-Enmarcando la Sensibilidad**

Aunque me preocupa que soy demasiado sensible, quiero profundizar y expandir mi sensibilidad de forma poderosa y maravillosa. Elijo aceptarlo como un honor, y aprender a compartir lo que sé para que sea útil en muchos sentidos.

- **Abre la Jaula del Enojo y Dolor**

Aunque estoy triste y enojada/o y me duele todo,

sé que merezco algo mejor. No tengo que ser un volcán para defenderme.

•Abre la Jaula del Miedo

Aunque no me parece que es seguro el ser yo misma/o, puedo reinvertir mi herencia emocional de creencias y expectativas negativas. Elijo concentrarme en mi esencia, mi fuerza, mi visión más amplia de mi misma/o.

•Abre la Jaula de Sentirse Invisible

Aunque no tuve voz y no era seguro ni posible decir lo que realmente pensaba, ni hacerme oír, me honro por lo difícil que fue, me amo y me acepto, y digo ¡SÍ a mi misma/o!

•Abre la Jaula de Abrumado

Aunque me siento abrumada/o, y creo que simplemente tengo que aguantarme y seguir adelante, amo y acepto cómo soy realmente, como alguien a quien le gusta que las cosas estén tranquilas y claras. Quiero honrar a mi profunda fuerza interior y mi bondad.

•Ansío Complacer

Aunque busco la aprobación en los lugares equivocados, y no sé cómo conectarme con otros sin ahogarme y perderme, ahora sé que no tengo que cuidar a otros para estar bien. Honro mi profunda necesidad de conectarme y relacionarme de una manera significativa. Ahora mi primera prioridad es crear y mantener una buena y gratificante relación **conmigo** misma/o.

• Abre la Jaula de "Nunca Soy Suficiente"

Aunque pensaba que lo que hago debía Ser Perfecto, y me hubiera matado antes que reconocer que era "débil", honro mi reconocimiento por hacer las cosas bien, estoy aprendiendo a abrirme a la fuerza que hay DENTRO de mí, y estoy aprendiendo a confiar en el proceso.

• **La Intención Positiva del Dolor Crónico**

Aunque pienso que si me pongo bien habrán demasiadas expectaciones de mí, y la gente tendrá demasiado acceso a mí, y entonces defraudaré a la gente, y que una parte de mí pensaba que no podía ser "buena/o" si no estaba sufriendo, elijo una nueva manera de estar con mi cuerpo. Tengo la misión de traer la paz al mundo.

Elijo la misión de traer la paz a mi propia vida.

Capítulo 2:
Trazando el Mapa de la Sanación
Permitiendo a Un Espíritu Enjaulado a Volar Libre

A medida que enseñaba las clases de Liberación de la Fibromialgia con la Dra. Nancy Selfridge, empecé a desarrollar una manera de trazar y visualizar la información que recogía. Evolucionó hasta formar una imagen en mi mente que podía plasmar también sobre papel, y me ayudaba a ver la experiencia entera de la persona de un solo vistazo.

Cuando hago *tapping* * con alguien, ahora tengo toda la información que necesito justo delante de mí. Puedo combinar partes de ella, dando chispas creativas a mi intuición. A menudo me llega una nueva idea o perspectiva que me sorprende y me deleita, o le llega al cliente, y esto hace que nuestro trabajo juntas aún sea más interesante y divertido.

* (n.t.: *tapping* se refiere al 'golpeteo con los dedos' que se utiliza en EFT. Lo he dejado en inglés ya que es una palabra globalmente aceptado y usado por aquellas personas de cualquier nacionalidad que practican o conocen EFT.)

Veo a este diagrama como la estructura de creencias y experiencias y sentimientos que mantienen a la enfermedad en su lugar. He notado que tener una

13

enfermedad puede tener un propósito poderoso en la vida de un individuo: *Tener dolor, incluso incapacidad, para algunas personas, les hace posible estar en el mundo con más poder y presencia de lo que pensaban que podrían tener de otro modo.*

Haz la pregunta, ¿ Qué propósito positivo tiene esta enfermedad en tu vida?

Esta pregunta seguramente evocará una mirada perpleja inicialmente, y la insistencia sincera del cliente que desean de todo corazón estar libre de esta condición. Pero tarde o temprano llega la iluminación. La persona empieza a darse cuenta de que padecer de fibromialgia o fatiga crónica, u otra condición debilitante, de alguna manera les mantiene a salvo, o les permite decir NO cuando no se sienten capaces de fijar esos límites ellos mismos. O la enfermedad les permite emplear su tiempo haciendo lo que *ellos* quieren hacer, en lugar de cumplir con las expectativas de otros – los "deberías". A menudo esto incluye asistir a clases, leer libros de auto-ayuda, meditar, hacer yoga, caminar por el bosque.

Siempre recordaré la esposa de un pastor en una de mis clases quien dijo, "Si no tuviera fibromialgia, tendría que *ser* la esposa del pastor." Siendo una persona sensible, era muy tímida y no le gustaba estar en grupos. Era muy doloroso para ella "ser" la Esposa del Pastor, y con fibromialgia, ¡no tenía que serlo! "También, si me sanara," agregó pensativamente, "tendría que realmente enfrentarme a nuestra relación. De esta manera no tengo tiempo ni atención para pensar en ello."

Puedes imaginar este diagrama como un círculo

interior, una especie de jaula de memorias y creencias y sentimientos y síntomas que tiene presa al espíritu expresivo de la persona. Hay varias estaciones alrededor del círculo, para los distintos aspectos del problema. Incluyes un recuerdo que te trae dolor cuando piensas en ello, sentimientos, síntomas y comportamientos, y creencias negativas acerca de ti mismo que surgieron de la experiencia temprana (o reciente). Los sentimientos y síntomas se ven como mensajeros que intentan llamar tu atención. Esos mensajeros tienen un propósito positivo.

Permitiendo a Un Espíritu Enjaulado a Volar Libre

El propósito positivo abre hacia un círculo exterior, una visión más expansiva de lo que es posible, como si la puerta de la jaula se abriera y se permite a alguna parte interior que había estado encogida dentro de ella a dar un paso adelante y respirar y moverse.

Aquí puedes tomar decisiones y hacer elecciones basado en lo que parece correcto o interesante o divertido para ti en lo personal, en lugar de seguir las reglas de otros. Aquí está la verdad más profunda sobre ti. Y cuando reflexionas sobre tu vida, te das cuenta de que esta maravillosa calidad ha estado activa en ti durante toda tu vida. ¡Es quien realmente eres! Ahora puedes dirigirte en una dirección de sanación, guiado por lo que parece correcto.

He descrito este mapa de la estructura de sanación en mi libro **The 8 Master Keys to Healing What Hurts**

(Las 8 Claves Maestras Para Sanar lo que Duele) (disponible – en inglés - en mi sitio Web, www.IntuitiveMentoring.com). Este es un extracto del Capítulo 4, "The 8 Master Keys" (Las 8 Claves Maestras):

Este es el mapa que utilizaremos para calmar y liberar el dolor crónico (o cualquier asunto).

Este mapa es una receta para recoger información que puedes utilizar para ti mismo o para tus clientes. Inspecciona un asunto de tu vida, y responde a lo que surge en cada uno de los siguientes ocho aspectos de ello. Recopila todos tus recuerdos, pensamientos, síntomas, sentimientos y creencias que sean relevantes. Sé consciente del Propósito Positivo de estos Mensajeros Internos.

Crea rutinas de *tapping*. Haz poco o mucho cada día. ¡No se puede tomar una sobredosis de EFT! (Sin embargo, ¡Asegúrate de tener una vida!) No puedes hacerlo mal. Puede ser de ayuda trabajar con un terapeuta, pero hay mucho que puedes hacer solo. Empieza con la intención de transformar tu forma limitada de pensar en pensamiento expansivo.

Yo llamo a la verdad más profunda y poderosa sobre nosotros "Wealth-Being"

(NT: un juego de palabras en inglés, que combina los conceptos de 'bien estar' y 'Ser Rico'. En inglés los verbos 'ser' y 'estar' son uno solo –'be').

- Wealth (Riqueza): El origen de la palabra significa: Bienestar, prosperidad, felicidad, salud. Es una palabra muy antigua. Aparece en el lenguaje antes de 900 AD.

- Pensamos en *tener* 'riqueza'. Quisiéramos tener más de ello. Siempre parece eludirnos. "Ellos" logran "tener" riqueza, pero el pobre de mi, no lo consigue.

- ¿¿Qué podría significar SER 'riqueza'??

- ¿Dónde en tu vida tienes 'riqueza''? ('riqueza' = bien, feliz, próspero)

- ¿Dónde estás pobre?

- Toda pobreza es el resultado de enjaular al espíritu humano. La pobreza no es tan solo económica. El dolor, la depresión, la ansiedad, el miedo, la vergüenza, la preocupación, el enojo – todo esto es pobreza.

- ¿Cómo nos metimos en la jaula del pensamiento de pobreza? Una pregunta mejor: ¿Cómo liberarnos? Nuestra sanación está en nuestras propias manos, con EFT.

Las 8 Llaves Maestras para Sanar lo que Duele y Crear el 'Ser Riqueza':

Libera tu Ser Espiritual
(S-P-I-R-I-T-E-D)

(n.t. mnemónico en ingles de la palabra 'ESPÍRITU', que también transmite la idea de tener agallas)

S – *Haz tapping para re-enmarcar tu* **Sensibilidad.** Alguna vez te han dicho, "¡Ay, eres demasiado sensible! ¿Qué te pasa?" Aprende aquello que es **profundamente bueno** de ser sensible. (Seguramente todos los que tienen una condición crónica tienen un Temperamento Altamente Sensible. Capítulo 3 de este libro trata con lo que significa ser sensible. Los efectos de este temperamento está entretejido en todos estos capítulos).

P – **Pain** = *Dolor. Haz tapping para liberar todos los efectos de las experiencias* **Dolorosas** *del pasado.* La vida, especialmente en tu niñez, puede haberte llevado a creer que:

No mereces obtener lo que deseas. Es peligroso ser visible o hacerte oír.

I – Haz *tapping* para re-enmarcar la **Identidad** limitada que asumiste como resultado (creencias)

- Algo falla en mí
- Fue culpa mía

- Mis necesidades no importan
- Tengo que estar enfermo para obtener lo que necesito
- Tengo que salvar al mundo *para que pueda / antes de poder, estar a salvo*

R – *Haz tapping para liberar las* **Respuestas** *en tu cuerpo a esta identidad limitada (espíritu enjaulado).* No podías expresar lo que realmente sentías, así que te lo tragaste, y ahora se está expresando como:

- Dolor en tu cuerpo
- Enfermedad crónica
- Comportamiento de auto-sabotaje, como el evitar enfrentamientos, tener adicciones, dejar las cosas para mañana

I – *Haz tapping para la profunda* **Intención** *más positiva de los síntomas y las emociones.* Pero en el fondo ese enojo o dolor que sientes realmente es un mensaje para ti, que quiere que sepas que:

- Puedo defenderme, expresar mi propia verdad, pedir lo que quiero.
- ¡Merezco cuidarme sin sentirme culpable!
- Es seguro ser visible y hacer que se me oiga.

T – **Truth** = Verdad. *Haz tapping para saber que la* **Verdad** *sobre mí es ¡que nací bueno!* (y, sorpresa, ¡tu bondad siempre ha estado ahí!) La Verdad sobre ti es que ¡tu 'Ser Riqueza' es bueno para el mundo!

- Pertenezco aquí
- Fui llamada/o a estar aquí; tengo un propósito aquí
- ¡Merezco prosperar!
- Mi verdad siempre ha estado en todo lo que he hecho

E - *Evidencia de que siempre has sido esta verdad.* Encuentra ejemplos de esto en tu vida.

D – *Fija tu* Dirección. Comprende a tu medidor personal de 'Ñam Ñam y ¡Puaj!' (Todo se reduce a 'Ñam Ñam o a ¡Puaj!')

- Aprende a saber Lo que es Correcto para Ti
- ¡Merezco cuidarme sin sentirme culpable!
- Haz *tapping* para encontrar tu propio consejo.

SER - ¡Sé egoísta!

(n.t.: En inglés selfish = egoísta. Rue juega con la palabra separándola 'self-ish' que se puede traducir como 'relativo al ser', queriendo expresar que hay que cuidar el propio Ser y no en el sentido habitual de egoísta.)

- Es seguro ser visible y hacer que se me oiga.
- Soy digno de crecer tanto espiritual como materialmente.
- Haz *tapping* para alimentar a tu propia alma. Si no lo haces *tú*, nadie lo hará.

S-P-I-R-I-T-E-D SELF
(Ser Espiritual, con agallas, dinámico)

- Todos estamos juntos en esto.
- ¡La sanación que logras nos beneficia a todos!
- ¡Libera Tu Espíritu Enjaulado!
- ¡Haz *tapping* para Tu 'Ser Riqueza'!

He creado este mnemónico de 'SPIRITED SELF' para que pudieras recordar más fácilmente todos los aspectos. A medida que leas el libro verás que forman un Mapa. La forma interior contiene el pensamiento restringido de pobreza. Esta es la estructura del problema, lo que lo mantiene fijo.

Al trabajar con la secuencia **'SPIRITED SELF'**, esa forma interior restringida de la condición crónica se reforma y re-enmarca el pensamiento de 'Ser Riqueza'.

Tomado en su conjunto, este Mapa forma la estructura de la sanación.

La parte del marco exterior del Mapa contiene técnicas claves y poderosas para tu propio auto-cuidado. El principio detrás de ellas es que si creas este momento ahora mismo, lleno de lo que amas y lo que te complace, en la medida de lo posible, y si haces esto en cada momento, cuando llega el futuro estará lleno de lo que amas.

¡El futuro siempre está llegando! En ese sentido, no hay futuro. Solo el momento presente, siempre desenvolviéndose, moviendo en la DIRECCIÓN que tú estás fijando con tu intención y diálogo interno acerca de quien eres y lo que es posible para ti.

Cada uno de estos aspectos es profundamente evocativo. Podrías tomar cada uno a su vez y explorarlo con tus propios pensamientos y emociones, haciendo *tapping* con EFT sobre lo que surge.

Otra manera de utilizar el Mapa es este: A mi me gusta empezar con un sentimiento, un síntoma corporal o un comportamiento, o una creencia restrictiva, lo que sea que aparece con mayor insistencia para llamar mi atención. Relleno esto en el Mapa, y procedo a trabajar con todos los aspectos restantes.

Es importante seleccionar UNA experiencia ESPECÍFICA que fue retadora o dolorosa, y es buena idea darle un título. Crea el título a partir del peor momento del recuerdo.

La importancia principal del título es ser un espacio de información, un detonador. Lo que importa es que cuando piensas en ello, verdaderamente **sientas** una respuesta física en tu interior. Aunque tu mente quiera volverse teórica, o explicativa o creativa con esto, o puedes pensar "No sirvo para esto," deja que tu cuerpo hable en esos momentos. Quédate con lo que provoca la respuesta interior más fuerte.

Evalúa la intensidad de tu respuesta interior en una escala del 0 al 10, o de la manera que a ti te guste evaluar la intensidad.

Cuando hayas completado el Mapa, utiliza todo lo que contiene en tu sesión de *tapping*, agregando cualquier pensamiento, sentimiento, o imagen que intuitivamente surja. Puedes reutilizarlo las veces que quieras, hasta que ninguna de la estaciones del Mapa haga surgir un pensamiento o sentimiento negativo.

Cada uno de los demás artículos de este libro describe cómo trabajar con un aspecto emocional del dolor crónico. Ya que el Temperamento Sensitivo está detrás de la mayoría del dolor crónico, hablaré de ello en primer lugar.

Capítulo 3:
Enmendar un Corazón Roto:

Sanar y Reinvestir el Poder a un Temperamento Sensible

He hecho esta pregunta a mucha gente: **"Como persona sensible ¿qué preocupaciones y asuntos quieres que te ayude a resolver?"**

Aquí está lo que dijo una persona:

- *¡Ay Dios, necesito ayuda para esto! Tengo todas las características de la Sensibilidad Emocional – en un grado extremo.* Me gustaría saber **cómo manejar mi extrema sensibilidad emocional.** *Mi madre siempre dice, 'no llores, no sirve para nada. Yo podría estar llorando a toda hora.' He estado sin empleo desde agosto. Me quejaba al Director y acabaron despidiéndome.*

- **Me aferro a la gente** fácilmente – especialmente a los hombres – y me resulta difícil soltarme.

- Odio a la **gente que habla fuerte** (mi cuñada me vuelve loca) y odio el estar en **lugares caóticos**, sin embargo no puedo evitar que mi hogar sea caótico.

• Odio ser tan hipersensible y tomo todo a pecho, y se queda ahí durante un rato muy, muy largo.

• Me lastiman fácilmente, tengo depresión – a veces por algo que me han dicho o hecho. Soy muy susceptible a excesos de estímulos – los ruidos fuertes, y la muchedumbre ruidosa me agobian.

• A menudo **siento como si fuera un fracaso total y una desilusión** para todo el mundo – incluso para mi misma.

• **Me siento como una extraña** – siempre estoy fuera mirando hacia dentro; siento que no encajo.

• **Quiero ser feliz y quiero amarme** – sin embargo no sé dónde encontrar esas cosas dentro de mí.

• Me han dicho que tengo habilidades psíquicas y que soy una Sanadora de Luz – soy **extremadamente intuitiva** y certera en las cosas que siento – pero a veces siento que he perdido esa intuición. He estado pidiéndoles a Dios y a los Ángeles que me ayuden desde hace mucho tiempo, pero siento que no me oyen, o al menos yo no les oigo a ellos.

© *Rue Hass 2008* *IntuitiveMentoring.com*
estrategias profundamente desenfadadas para desatascar cosas atascadas

Cada una de estas declaraciones serviría como una excelente frase preparatoria para EFT. El siguiente paso sería pensar en experiencias particulares y específicas de tu vida, especialmente eventos de la infancia, cuando ocurrió algo que te hizo sentir y pensar de esta manera de ti mismo. Haz *tapping* por todos los diferentes aspectos de esa experiencia hasta que ya no tienes la misma reacción a esa experiencia en particular.

El EFT es una herramienta maravillosa para las personas sensibles. Puede enfocar con precisión las experiencias que nos han lastimado tan profundamente, y disolver el dolor y las creencias que llegamos a tener acerca de nosotros mismos como resultado. Cuanto más específicos seamos con EFT, más probable es que tengamos buenos resultados.

Experiencia Dolorosa:
Un recuerdo poderoso que yace congelado en el pasado.

¡La mayoría de nosotros no tenemos problema alguno para encontrar recuerdos dolorosos! Pero tendemos a culparnos a nosotros mismos por lo que nos sucede. Pensamos, '¡Soy *demasiado* sensible! Algo falla en mí. ¡Debería poder dejar pasar esto como si nada!'

Como persona altamente sensible yo misma, me he esforzado mucho a lo largo de los años por re-enmarcar esta cualidad como un don. ES un don. ¡El mundo necesita lo que nosotros podemos ofrecer!

Mis libros (http://www.intuitivementoring.com/ EFTbooks.html) tratan sobre cómo sanar las heridas de tu naturaleza sensible para que estés investido de poder para utilizar tus dones para tu propio bien, el de tu familia, tu comunidad y el mundo mismo.

Aquí hay un extracto de mi libro sobre sanar el dolor crónico con EFT, **The 8 Master Keys to Healing What Hurts** (Las 8 Llaves Maestras para Sanar lo que Duele):

Si te sientes abrumado por lo que sucede en tu vida y cómo te sientes al respecto, y no puedes ni empezar a pensar en dónde empezar con EFT, estas preguntas poderosas y evocativas te ayudarán a ser específico:

- ¿Qué fue lo que te rompió el corazón?
- ¿Cuándo se murió algo en ti, o se bloqueó, o se apagó?

Escribe o grábate hablando de tus experiencias. Luego toma cada una de las frases de tu historia o tu diario que tenga carga emocional para ti, y conviértela en una secuencia para hacer *tapping*.

- Profundiza más. *¿Qué fue lo que perdí como resultado?*

Una experiencia dolorosa nos puede hacer sentir que hemos perdido nuestro sentido de conexión, de encajar, de seguridad, de paz, gozo, integridad, entereza.

Haz *tapping* por esta profunda pérdida. Agrega palabras a la segunda parte de la frase preparatoria de EFT que expresen el honrarte a ti mismo por lo duro que ha sido, y que te comprendes, e incluso que te perdonas. Siempre has hecho lo mejor que podías. Agrega algunas frases de 'yo elijo'. ¿Qué estado interior te gustaría elegir en lugar de cómo te sientes ahora? Aquí hay algunas frases evocativas adicionales que te ayudarán a acercarte a las experiencias claves de tu vida que piden sanación:

- ¿A qué me recuerda este evento o esta sensación?
- Si pudiera vivir mi vida de nuevo, ¿Qué persona o evento preferiría saltarme?
- ¿Cuándo fue la última vez que lloré, y porqué?
- ¿Quién o qué me hace enfadarme, y porqué?
- ¿Cuál ha sido mi mayor tristeza o lamento?
- ¿Qué me falta para mejorar mi vida?
- Tres miedos que preferiría no tener:
- ¿Qué cosa desearía nunca haber hecho?

Tus respuestas a estas preguntas te ayudarán a encontrar experiencias específicas y aspectos para hacer *tapping*.

La historia de Ashe: *Me siento como una niña congelada de miedo.*

Ashe asistió a una de mis series de 'coaching' en grupo sobre la sanación de heridas que resultan como consecuencia de tener una naturaleza sensible, y valientemente se ofreció como voluntaria para una demostración de *tapping*. Dado que sus sesiones de *tapping* a lo largo de las semanas parecían haber sido bastante profundas y útiles para ella, le pedí después que escribiera algo sobre su historia y cómo la había afectado la clase. Su respuesta demuestra el poder de lo que nos sucede como niños, y cómo da forma a nuestro comportamiento adulto.

Le estoy muy agradecida por estar dispuesta a compartir esto, y como siempre, honrada cuando alguien se ofrece a contar su historia. Estas historias sobre el dolor y la transformación se convierten en una luz que guía la sanación de todos nosotros.

"No quiero ser como mi madre y sin embargo soy tan parecida a ella que no tiene gracia.
Me siento como una niña pequeña paralizada por el miedo. Mi madre fue una maestra que siempre desempeñó el papel de maestra. Fuese lo que fuera lo que yo quería hacer, siempre decía que era demasiado joven. A cualquier muestra de mi sabiduría infantil ella decía en tono de burla, '¿Tu que sabes? Eres tan solo una niña,' aunque resultaba una y otra vez, que yo tenía razón. He despejado montones de aspectos acerca de ella con EFT, pero nada parece reducir ese miedo a hacer lo que me atrae y lo que amo hacer, ni mi miedo a 'ser independiente'.

Empecé a entumecer mis sentimientos.

Ese lado violento y loco de mi madre me ha aterrorizado, y en esencia me horroriza

© *Rue Hass 2008* *IntuitiveMentoring.com*
estrategias profundamente desenfadadas para desatascar cosas atascadas

hacer y ser, porque no quiero ser como ella. Eso empezó cuando yo era muy pequeña. Por lo tanto, empecé a parecerme a mi padre, lo que significaba ser controladora y entumecer mis sentimientos, en efecto 'dejando de ser'. Dando apariencia de calma por fuera a toda costa, porque de otro modo ella 'atraparía' tu energía cuando empezaba a enfadarse, y luego acabarías estando equivocada y castigada y siendo el objeto de su furia.

Hacía falta una enorme cantidad de auto control para no reaccionar, porque yo era tan sensible y lo sentía todo tanto. Hasta hace poco, siempre me asustaba exceder mis fuerzas y cansarme, porque perdía la paciencia (entiéndase apagarme, tolerancia helada y auto control férreo). Cuando era niña, reaccionar significaba ser ridiculizada severamente.

Todo eso evidentemente detonaba algo en ella que también le asustaba, porque no era capaz de lidiar mi reacción. Cuando me enfadaba, ella me decía que yo tenía sueño. El resultado de esto fue que para cuando llegué a la adolescencia estaba afectada por la fiebre glandular y acabé estando permanentemente cansada - hasta que empecé a disolver mi enojo.

Surgió a la luz un incidente con ella cuando yo era mucho más pequeña (2 o 3 años de edad) en el que ella perdió los estribos y fue tan aterrador que desaparecí. Fue como si lo único que existiera fuera su rabioso terror. Puedo ver desde mi perspectiva actual, que ese fue un momento congelado de miedo atroz que se ha ido pasando de generación en generación en mi familia desde quién sabe cuándo. Soy la primera en reconocerlo, y mucho menos hacerle frente. Mi abuela desarrolló Alzheimer para no tener que hacer frente a su propia versión de ello.

Ayer me encontraba muy irritable, y sin saber porqué, empecé a desquitarme con mi marido y enojarme mucho con él. Al mismo tiempo, yo observaba el incidente. En ese momento empecé a notar lo asustada e irracional que estaba, y empecé a prestar todavía más atención.

Pedí que la gracia abriera mi corazón.

Fue como si una mano fría y huesuda agarrara el interior de mi estómago. Me di cuenta de que el tener esa sensación de miedo y enojo dentro de ella misma fue exactamente lo que hizo que mi madre arremetiera contra mí y me dijera todas esas cosas horribles sobre lo que estaba mal en mí. Entonces, de nuevo, lo único que pude hacer en ese momento fue rendirme y pedir que la gracia abriera mi corazón hacia mí misma y hacia ella.

Me di cuenta hace tiempo de que solo podía usar mi energía en son de desafío. Ya no quería hacer las cosas de esa manera, pero no tenía manera de estar a gusto.

Todos mis nudos internos se están desenredando bien ahora tan rápidamente como los puedo procesar, y tu curso y EFT han ayudado inmensamente. Las cosas surgen muy fácilmente. Fue realmente de gran ayuda trabajar desde otra perspectiva. Me sentí muy segura contigo.

Hasta aquí he llegado, más o menos, y estoy un poco mareada por todo el tema, pero estoy abierta a una nueva manera de ser y de hacer las cosas. Me doy cuenta de que esta nueva manera está esperando a que yo esté lista y abierta a ella.

Sanar y Reinvestir el Poder a una Persona Sensible:

• Las experiencias dolorosas son sentidas más profundamente por una persona sensible, sobre todo en la niñez.

• Las experiencias dolorosas conducen a creencias acerca de quienes somos y qué es posible para nosotros en la vida.

• Puede que no sea posible o seguro expresar el enojo, la tristeza y miedo y la vergüenza que sentimos durante y después de estas experiencias dolorosas.

- Estos sentimientos se guardan o se tragan.
- Estos sentimientos guardados surgen después en nuestras vidas como dolor y enfermedad emocional y física.
- Las personas en nuestras familias quienes nos maltrataron lo hicieron porque así fueron tratados ellos, y esas fueron las creencias y los sentimientos que ellos mismos adoptaron.
- La tendencia a replicar esas creencias y esos sentimientos se pasa de generación en generación en la familia.
- El miedo a hacer frente a esos sentimientos poderosos nos impide emprender un viaje de sanación.
- Nuestra sanación personal puede sanar a la historia familiar entera.

¡Sanar la historia de nuestra familia va por el camino que lleva a sanar al mundo! Simplemente pensábamos que teníamos que **empezar** por sanar al mundo, para que pudiera ser un lugar seguro para nosotros. Eso ha sido bastante agotador.

La experiencia de Ashe es un buen ejemplo de cómo EFT puede calmar y disolver el enojo y miedo congelado por incidentes de nuestro pasado – el origen de mucho del dolor físico actual que sufre una persona sensible.

Capítulo 4:
Re-enmarcar la Sensibilidad

Aunque *me preocupa el ser demasiado sensible, quiero profundizar y expandir mi sensibilidad de maneras poderosas y maravillosas. Elijo aceptarlo como un honor, y aprender a compartir mis conocimientos de manera que ayude.*

¿Alguna vez has escuchado (o dicho de alguien)?:

- "¡Ay, eres demasiado sensible!"
- "¡Tomas las cosas tan en serio!"
- " Deja que el tema te resbale."
- "¡Porqué no puedes simplemente soltarlo!"
- Y quizá incluso, "¿Qué te pasa? ¡Eres una llorona!"

Probablemente pensabas que tenían razón - ¡debe de haber algo mal en mí! De hecho el ser sensible es un temperamento emocional. Yo creo que es el tipo de conciencia que puede salvar al mundo.

Hablo como "persona altamente sensible" yo misma. Me ha costado la mayor parte de mi vida entender este temperamento y lo valoro por sus dones. He trabajado con mucha gente que son especialmente sensibles al estrés, las experiencias traumáticas, y las toxinas del medio ambiente.

Las personas con este temperamento también son

extraordinariamente sensibles a la belleza y la espiritualidad, y todas tienen el ansia de ser un buen guardián del planeta. Si lees esto y sientes, "¡Sí, ése soy yo!" TU eres la ayuda que llega, bien seas sensible tú mismo, o si eres pareja / estás trabajando con / interactuando con / o eres padre de una persona sensible.

Escucha lo que tiene que decir la Dra. Nancy Selfridge sobre el tema del Temperamento Altamente Sensible y el dolor crónico:

"Yo creo que los pacientes con dolor crónico empiezan con un sistema altamente sensible – desde que nacen – temperamentalmente. Una de las pruebas que he aplicado en mi consultorio es la prueba de la Persona Altamente Sensible desarrollada por Elaine Aron. Todos mis pacientes sacaron una nota alta en la prueba. Y la otra cosa de la que me di cuenta, si les preguntaba a mis pacientes si habían hecho un inventario de tipología Myers-Briggs, con excepción de solo dos pacientes según recuerdo, eran de los que toman decisiones por Sentimiento y perciben la información por Intuición. Lo introvertido (I) o Extrovertido (E), lo de percibir (P) o juzgar (J) no importa tanto, pero esa función de intuir (N) y sentir (F) parece identificar un sistema nervioso que tiene menos filtros de lo que se considera normal.

Una de las cosas que tanto Rue como yo tratamos de hacer en nuestro trabajo, es ayudar a las personas a entender que es aceptable honrar al temperamento sensible para estar sano. Dice la literatura que individuos que son de esta manera necesitan de periodos de estimulación nula y baja para lograr la homeostasis.

¿Cuál es la diferencia entre la gente altamente sensible que tiene fibromialgia y la gente altamente sensible que no la tiene? No lo sé. Es fascinante. Una de mis observaciones es que aquellos de mis amigos que son altamente sensibles y no se han enfermado han hecho elecciones sobre su estilo estilo de vida dramáticamente diferentes a las mías. Esa es una. Y algunas personas de alguna manera han recibido suficiente reconocimiento, quizás cuando eran jóvenes, para fortalecerles contra las pedradas y flechazos de la fortuna normal, mucho menos la fortuna impía.

¿Cómo funcionan las intervenciones entonces, en caso de que funcionen, si utilizamos la terapia energética? Yo creo que cuando cambiamos el patrón de nuestros pensamientos vemos un cambio en el flujo electroquímico de nuestro cerebro desde el sistema límbico. Podemos utilizar enfoques cognitivos pero también podemos manipular energías sutiles. Creo que las técnicas de la Psicología Energética ayudan a desacoplar patrones viejos establecidos que se traducen en dolor en nuestros pacientes, y en disfunción autonómico.

Mis pacientes me preguntan, ¿cómo funciona esto? Les digo que es parecido a ejecutar el programa de desfragmentación en tu ordenador. Sea lo que sea lo que te haya sucedido que detonó ese problema real en tu cerebro y sobre activó esa área en tu cerebro – esa área está algo caótica y fragmentada con la información que contiene. Cuando hacemos EFT es como hacer una buena desfragmentación. Parece ser un modelo que quizás no sea muy preciso, pero funciona.

Me resulta evidente que los pacientes con dolor crónico son como "canarios en la mina de carbón" respondiendo a nuestra estresante cultura y medio ambiente con enfermedades y debilidades reales. No hay nada ficticio en esto, ni evidencia de enfermedad psicológica o carácter malo. Este trastorno exige una expansión de nuestra comprensión del estrés y la enfermedad.

A medida que aumenta mi propia conciencia de los múltiples estresantes a los que estamos expuestos, amplío mis recomendaciones a mis pacientes sensibles para incluir dieta y nutrición con el fin de evitar la inflamación y la enfermedad, suplementos para corregir deficiencias nutricionales y consejos diligentes acerca de estrategias para controlar el estrés y las

37

estrategias profundamente desenfadadas para desatascar cosas atascadas

intervenciones.

Sobre todo, les doy permiso a mis pacientes para vivir por lo que desean sus propios corazones, de explorar sus creencias restrictivas y de honrar sus temperamentos sensibles. Es este último camino el que más ayudará al alma sensible a evitar enfermarse de nuevo."

(Nancy Selfridge, de la transcripción de una presentación al Congreso de la Asociación de Psicología Energética Integral (Association for Comprehensive Energy Psychology Conference), Mayo 2005)

¡ Vamos a empezar, pues!

Cualquier tipo de dolor crónico – sea físico, emocional o mental – tiene que ver con lo que creemos acerca de nuestra experiencia. Las creencias restrictivas crean una disrupción en el campo energético del cuerpo.

Aprende y utiliza EFT para neutralizar estas creencias limitantes.

Empezando con el Punto Kárate o el Punto Sensible, utiliza las siguientes frases preparativas de EFT.

Aunque...

- Me preocupa el ser DEMASIADO sensible
- Siento las cosas tan profundamente

- Estoy tan abierto a las emociones de los demás
- Es fácil lastimarme y disgustarme
- No me gusta el conflicto
- A veces me resulta difícil dejar de sentirme triste
- No puedo ver las noticias ni películas tristes o violentas
- Me deprimo fácilmente
- Llego a sentirme agobiado

Me amo y me acepto completa y profundamente

Aunque...

- No aguanto la muchedumbre
- No soporto los ruidos fuertes
- No me gustan los ambientes alborotados
- Quisiera ser más fuerte y que pudiera dejar que las cosas me resbalaran más fácilmente sin afectarme
- Creo que mi sensibilidad es una debilidad
- Creo que algo falla en mí. Es culpa mía
- Quisiera que las cosas no me molestaran tanto
- Quisiera que mis emociones no fueran tan obvias para los demás
- Quisiera poder soltar las cosas y no preocuparme tanto
- Escondo mi sensibilidad de los demás

Me amo y me acepto completa y profundamente

© *Rue Hass 2008* *IntuitiveMentoring.com*
estrategias profundamente desenfadadas para desatascar cosas atascadas

Ahora Escápate de la Jaula del P.A.S.S.T (mnemónico en inglés de 'Pasado' (Dolor, Enojo, Tristeza, Estrés, Trauma) de esta manera:

1. ¿Qué te dice la gente acerca de tu sensibilidad?

- Haz *tapping* sobre: Aunque la gente dice _____ , **me amo y me acepto completa y profundamente**

2. ¿Cómo te hace sentir? ¿Dónde lo sientes en tu cuerpo?

- Haz *tapping* sobre los sentimientos y la emoción en tu cuerpo.

3. ¿Qué llegaste a creer de ti mismo como resultado?

- Haz *tapping* sobre tus creencias.

4. Elige un incidente inquietante específico de tu vida, conectado con el ser sensible.

- Haz una película o una historia interna respecto al incidente específico. Ponle un título.
- Toma nota de los detalles: claro, borroso, en movimiento, inmóvil, con sonido, silencioso, etc.

AHORA HAZ TAPPING:

Haz *tapping* sobre *el título*:

Aunque tengo esta historia de _____ (título) _____ en mi cuerpo acerca de ser sensible, me amo y me acepto completa y profundamente.

- Haz *tapping* mientras observas cómo se desarrolla la historia.
- Haz *tapping* sobre las partes más difíciles.
- Haz *tapping* sobre todos los aspectos.
- Toma nota de lo que ha cambiado después de hacer *tapping*.

¡Celebra tu sensibilidad!

Transformando los Problemas en Preferencias

¡Utiliza EFT para realzar, expandir, agrandar y profundizar tus dones!

Vamos a empezar con esa lista para hacer *tapping* que enmarca todos los problemas que experimentamos a causa de nuestra sensibilidad, y RE-enmarcarlos como nuestros dones. ¡Entonces podemos hacer que sean todavía mejores!

Ahora, las siguientes palabras son mías. ¡Encuentra palabras mejores *tú mismo*, palabras que encajen *contigo* y suenen bien para *ti*! A lo mejor te gusta usar

41

estrategias profundamente desenfadadas para desatascar cosas atascadas

superlativos – utilízalos. A lo mejor tienes maneras más profundas o espirituales de expresar lo que verdaderamente es lo mejor, lo más hermoso y magnífico de ti – ¡anímate! Utiliza tus mejores palabras - ¡las que te iluminan por dentro!

Haz *tapping* utilizando los puntos normales de EFT. Pero en lugar de decir "Aunque..." inténtalo diciendo "Sobretodo porque..." Elimina las viejas frases entre paréntesis abajo y reemplázalas en cada caso con lo que sigue:

Especialmente porque *(me preocupa ser DEMASIADO sensible)*

ME ENCANTA ser tan sensible. Elijo profundizar y expandir mi sensibilidad de maneras maravillosas.

Especialmente porque *(siento tan profundamente)*

Tengo esta fabulosa capacidad de sentir profundamente. **Elijo** aceptarlo como un honor, y aprender a compartir mis conocimientos de manera que ayuden.

Especialmente porque *(creo que mi sensibilidad es una debilidad)*

Me gusta ser sensible. **Elijo** amar y apreciar y honrar esta poderosa cualidad, con la que he sido bendecido y que es capaz de transformar al mundo. ¡El mundo necesita lo que puedo ofrecer! ¡Estoy listo para ser más!

Especialmente porque *(creo que algo falla en mí, que es culpa mía)*

Creo que soy una buena persona. **Elijo** abrirme a lo que en el fondo de mi corazón sé qué puedo ser. ¡Amo y aprecio y honro este ser precioso que soy!

Especialmente porque *(quisiera que las cosas no me molestaran tanto)*

Soy feliz por ser tan perspicaz. **Elijo** confiar en el Universo para manejar los problemas y utilizo mi conciencia y mi energía para hacer algo importante en este mundo al que amo tanto.

Sigue haciendo *tapping* **empezando con la frase "Especialmente porque:" (EP)**

EP... *tengo este maravilloso regalo de poder pensar y hablar en imágenes abstractas y conceptos profundos,*
elijo profundizar y fortalecer mi habilidad de ser un 'Imageniero', y utilizar mi habilidad de manifestar aún mejor, para que la bondad que percibo tenga un espacio en donde vivir en este mundo.

EP... *ser cooperativo y diplomático es tan importante para mi,*
elijo romper las reglas que no funcionan para mí y establecer reglas nuevas que se acoplan a mí, y que siguen honrando la integridad e intenciones de los

demás.

EP... *anhelo relaciones profundas y significativas*
mi primera prioridad es crear y mantener una buena y
satisfactoria relación **conmigo mismo.**

EP... *valoro el crecimiento personal, la autenticidad y la*
integridad,
elijo descubrir mis propias fortalezas y excelencia,
y hacer todo lo posible para aumentarlas.

EP... *por dentro soy profundamente amoroso,*
elijo cuidarme tanto a mi mismo como cuido de
_____.

EP... *estoy tan profundamente comprometida/o con lo*
positivo y lo bueno,
elijo honrar ese compromiso conmigo mismo.

EP... *tengo la misión de traer la paz al mundo,*
¡**elijo** la misión de traer la paz a mi propia vida!

EP... *tengo una fuerte moralidad personal,*
¡**elijo** plantarme firme en mi poderosa vida propia!

EP... *a menudo hago sacrificios extraordinarios para*
alguien/algo en quien creo,
¡¡¡**elijo** a MI MISMO!!!

EP... *tengo una buena imaginación*
¡**elijo** encontrar maneras sorprendentes de traer la
magia a mi vida donde antes solo había misterio! ¡La

evolución misma depende de lo bien que logre hacerlo!

EP... *creo que soy inusual y único,*
elijo defenderme y expresar quien soy yo con amor
y con un corazón ligero. Nadie puede resistirse a eso...

Por supuesto, ¡te estarás dando cuenta de que no
tienes que aplicar estas frases ÚNICAMENTE
a los asuntos de sensibilidad!

45

Capítulo 5:

Abre la Jaula de Enojo y Dolor

Aunque *estoy triste y enojado y me duele todo el cuerpo, sé que merezco algo mejor. ¡No tengo que ser un volcán para defenderme!*

En cualquier momento en que te sientes enojado o irritado, los sentimientos están conectados a tu vida interior y a toda tu historia por una fina telaraña de asociaciones que conducen de regreso a tu niñez, y más allá. De hecho, podrías decir que el pequeño incidente que atrajo tu atención es la más reciente manifestación de una historia que se ha repetido en las vidas de tus antepasados de alguna manera durante muchas generaciones.

Pues bien, piensa en algún dolor que tienes, físico o emocional. Ahora piensa en una ocasión reciente cuando te enojaste o sentiste irritación por algo que pasaba en tu vida. Quizás la conexión entre el evento y los síntomas en tu cuerpo y tu comportamiento es obvia, y quizás no. De cualquier modo esta es la esquina de la red de pescar que jalaremos para descubrir qué hay atrapado en ella.

Mucho de este artículo está compuesto por palabras de clientes quienes me han enviado sus pensamientos acerca del enojo y el dolor en el contexto del trabajo que hemos realizado juntos para calmar y despejar el dolor y el enojo de su campo energético.

46

Aquí tenemos las palabras de una mujer sobre su historia de dolor e ira

"Esta es una lista de lo que ha surgido para mí a través del tiempo como síntomas: migrañas, dolores de cabeza, problemas menstruales, dolor en la cara, dolor en los músculos de mis mejillas, dolor en mis dientes, dolor en mi mandíbula. Linfas en las articulaciones del cuello y brazo. He tenido dolor en el estómago, la espalda y los glúteos. Cuando estoy sentada durante mucho tiempo, me dan calambres en mis piernas y pantorrillas. Antes mis pies me dolían mucho, pero ahora no tanto. He tenido problemas para dormir, síndrome de colon irritable, pérdida de libido. Tengo un temperamento y un cuerpo muy sensibles.

Siento que mi cuerpo me traiciona. No coopera. Hay cosas que quiero hacer y no coopera. ¡Estoy enfadada con mi cuerpo!

Mi hermano se casó con una mujer y tiene dos hijas con un talento excepcional. Mi hermana mayor tenía una voz preciosa. Me invitaron a una actuación suya para escucharla cantar. Lo hizo maravillosamente.

Mi hermano no se cansaba de decir lo maravillosa que era ella. Pensé, "¡Si no salgo de este cuarto voy a empezar a gritar!" Tuve que marcharme. Estaba pensando, "¿Porqué diablos nunca me alentaste a mi? ¿Porqué nunca me apreciaste? Nadie en mi familia me alentó a hacer nada. ¡Yo también puedo cantar! Mis hermanos eran los dioses en la familia. ¡Ellos lo recibieron todo!

Sentí tanto enojo y lamento. Lloré todo el camino a casa. ¡Debería haber sido yo! Es como si me lo restregaran por la cara. Jamás podré volver a salir a verla cantar. O ver que cualquiera de mi familia reciba reconocimiento. Cuando guardé una lista de todas las cosas que me hacían enojar, para hacer *tapping*, mi lista era muy larga.

¡Y luego me enfado conmigo misma por estar enfadada!

Finalmente renuncié a mi trabajo el año pasado porque SIEMPRE estaba enfadada con mi jefa. Dejé a mi familia en una terrible situación financiera. Si ella no hubiera sido una gerente tan horrible, yo habría podido aguantar mi trabajo. La escribí una carta mordaz. Me sentía mejor durante un rato. Por supuesto, nunca se la envié.

Siento enojo conmigo misma por no haber encontrado la forma de soltar mi ira. Me entristece estar triste. Debo tener cuidado, pensando que ya no tengo derecho de estar enojada y triste. Ahora me siento culpable si no estoy feliz y alegre por tener ese trabajo. Siento que debo estar feliz y animada para mi esposo.

Me enfadé por no poder soportar el trabajo.

Debería ser capaz de hacer ese trabajo. No soportarlo sería un fracaso según mi familia, un signo de debilidad. Debería ser capaz de dejarlo resbalar, no permitir que me moleste. Esa es la filosofía con la que me criaron. Si te lastimabas: "Ay, no es tan malo, aguántate." No le dije a mi papá que había renunciado porque él me consideraría una fracasada.

Ahora, después del trabajo que hemos hecho, todo el *tapping,* sé en mi corazón que el fracaso verdadero habría sido el quedarme en ese empleo.

Una de las cosas más difíciles de este trabajo de sanación es que realmente es un trabajo duro. Es pedirle a la gente que REALMENTE miren sus heridas. Sientes otra vez ese dolor. Yo encontré que el hacer *tapping* me permitía deshacerme del enojo si lograba enfocarme en lo que lo había provocado. Entonces podía soltar el enojo. No lo puedo explicar. Simplemente te hace sentirte mejor.

Al deshacerme del enojo, me siento más relajada. Guardo tensión causada por la ira en mi cuerpo como un muelle enrollado. Literalmente puedo sentir cómo la tensión sale de mi y puedo respirar y relajarme.

La otra cosa que hace para mí el hacer *tapping* es esa frase, "Aunque… lo que sea, me amo y me acepto profunda y completamente." Ha tenido un profundo efecto sobre mi propio sentido de valía. He llegado a apreciarme,

© *Rue Hass 2008* *IntuitiveMentoring.com*
estrategias profundamente desenfadadas para desatascar cosas atascadas

> reconocerme, apreciar mi propia inteligencia.
> EFT instala esa frase en tu sistema de creencias.
> De alguna manera se mete en tus células."

Si has leído mi libro, **Las 8 Llaves Maestras para Sanar lo que Duele**, habrás leído la historia sorprendente de Leila, quien se sanó de la fibromialgia utilizando EFT. Además, si has visto los nuevos vídeos de corta duración sobre EFT que están en el sitio web, www.emofree.com, ella habla de su éxito en ellos. Yo la llamé "Leila" en mi libro, pero me dio permiso para deciros que su verdadero nombre es Celia. Aquí tengo una de las cosas que ella escribió cuando estábamos tratando con el enojo:

> "…Sobre todo – me he dado cuenta de que mi enojo hacia mi madre es mucho más fuerte por las cosas que hizo a **otros** que por las cosas que me hizo a mí. Tu me empujaste un poco, suavemente, para recordar esos sentimientos y no encontré nada – solo una gigantesca rabia hacia como trataba a los demás.
>
> ¡Hoy al estar pensando, he llegado a entender que desde muy temprana edad sabía dos cosas de mi PAPÁ! Que yo era una desilusión y que los 'soldados' jóvenes tienen que endurecerse. Entonces dos cosas se desarrollaron en mi al mismo tiempo – una aceptación de que merecía que pensaran mal de mí y una dureza para cargar con el dolor y 'mantener la frente en alto' y no defenderme contra la comandante – mamá.
>
> La experiencia de guerra de mi Papá lo

aisló de sus propias sensibilidades, y veía a la fragilidad de sus hijos como debilidades.

Ahora entiendo mejor porqué he tenido dificultad para recordar mi ira enterrada directamente relacionada con el tratamiento de mi mamá hacia MÍ.

Pensaba que lo merecía y que tenía que aprender a ser fuerte.

No fue hasta llegar a ser una adolescente que empecé a **sentir** enojo – pero incluso eso fue sobre como mamá trataba a los demás.

Así pues, los orígenes de mi baja autoestima (y la fibromialgia) están muy, muy enterrados. El enojo que podría haber sentido y enterrado como niña pequeña fue suprimido aún más por la certeza de que era una niña mala y merecía (más que otros niños) ser tratada mal – y que mi habilidad para aceptar ese tratamiento significaba que me convertía en un buen soldadito.

No es de extrañar que me cueste trabajo recordar enojo sobre cómo me trataba, pero no en recordar enojo por cómo trataba al resto de la familia.

Fue tan interesante para mí lo 'en blanco' que me quedaba cuando me pediste que recordara específicamente mi propio enojo personal por cómo me trataron.

Pero ya me he dado cuenta, y me esforzaré para encontrar frases para hacer *tapping*. ¡Gracias, Gracias!"

Obviamente el escribir el e-mail arriba citado la puso a pensar, porque al día siguiente llegó otro e-mail:

"…Sin embargo, esta fibromialgia se enraizó profundamente. Hablando contigo el miércoles pasado realmente me ayudó a descubrir un aspecto completamente nuevo al darme cuenta de que el enorme enojo que llevo dirigido a mi madre es principalmente relacionado con su tratamiento a LOS DEMÁS. El enojo que llevo por su maltrato hacia MÍ está enterrado mucho más profundamente.

¿¿Entonces porqué, porqué es así?? ¡Y ajá! ¡¡Por fin descubrí la participación de mi padre!!

Por cierto, entiendo plenamente que hacían lo mejor que podían con lo que tenían (sus propios seres heridos) y que el daño que hicieron fue completamente sin intención – igual que yo – ¡¡¡y mira cuánto daño sin intención hice yo!!!

¡¡Sí, por fin se encienden las luces!!"

"Y bien, para la fibromialgia, parece que sea necesario hacer el 'trabajo duro en las trincheras' aún después de estos hallazgos mentales. ¿Te encuentras con que es así generalmente?

Aquí están las frases para hacer *tapping* que salieron acerca de la participación de mi padre sobre mi habilidad de enterrar mi enojo profundamente en territorio potencial para la fibromialgia. Todavía no he hecho *tapping* sobre ellas, pero cuando lo haga te informaré sobre los resultados. Anhelo escapar de todo esto hacia la luz – sé que voy bien encaminada. Bien pues, la parte del trabajo duro:

Aunque – (cada una de las siguientes frases) – me amo y me acepto profunda y completamente y estoy abierta a sanar la situación ahora.

- mi papá me trató como si yo fuera una desilusión
- mi papá me trató como un joven soldado quien tenía que ser duro
- mi papá me enseñó a aceptar que merecía que pensaran mal de mí
- mi papá me enseñó cómo aguantar
- mi papá me enseñó a mantener la frente en alto y cargar con el dolor emocional y físico
- mi papá me enseñó a no defenderme contra mamá
- mi papá veía la fragilidad de sus hijos como debilidades
- la experiencia de guerra de mi papá lo aisló de sus propias sensibilidades
- me cuesta trabajo recordar mi enojo enterrado relacionado directamente con el trato de mamá hacia MÍ
- pensé que me lo merecía y tenía que aguantarme
- el enojo que sentía fue reprimido

© *Rue Hass 2008* *IntuitiveMentoring.com*
estrategias profundamente desenfadadas para desatascar cosas atascadas

profundamente en mi interior
• los orígenes de mi baja autoestima están enterrados profundamente
• el enojo fue reprimido por la certeza de que era una niña mala
• el enojo fue reprimido por la certeza de que merecía ser tratada mal
• mi habilidad de aceptar ese tratamiento significaba que me convertía en un buen soldadito, lo que ganaba la aprobación silenciosa de papá

Es hora de trabajar en todo esto."

Aunque todo eso pasó… ¡eso no significa que sea una mala persona!

La mayor parte de nuestra formación en EFT tiene que ver con lo que hay que decir en la primera parte de la frase preparatoria, pero encuentro que mi corazón y mi imaginación son atraídos siempre hacia la segunda parte de la ecuación.

En la segunda parte de la preparación estamos sanando el futuro, apoyando y honrando y acogiendo a nuestra propia presencia en ello. Estamos sosteniendo el "problema" de otra manera dentro de nuestro campo energético, y así invitamos y permitimos que nosotros mismos seamos sostenidos de otra manera en la plenitud. Uno de mis clientes obtuvo muchos buenos

© Rue Hass 2008 *IntuitiveMentoring.com*
estrategias profundamente desenfadadas para desatascar cosas atascadas

resultados al agregar la frase: *Y eso no significa que sea una mala persona.* ¡Utilicémosla!

Apártate del Sendero Acostumbrado...
Fuera de la Jaula...

¡Cuida de tu Alma! ¡Utiliza todo ese poder liberado para apreciarte, en lugar de castigarte!

Utiliza estas afirmaciones – o mejor aún, ¡inventa las tuyas propias!

- Es aceptable y seguro permitirme experimentar ese enojo y *eso no significa que sea una mala persona.*
- Estoy eligiendo resistirme a mi historia habitual acerca de este dolor y eso tampoco significa que sea una mala persona.
- *Eso no significa que sea una mala persona.* Son tan solo pensamientos y no tengo porqué creerlos.
- *Eso no significa que sea una mala persona* y puedo seguir adelante y sentir lo que siento de todas las maneras.
- Quisiera que las cosas fueran diferentes *y eso no significa que sea una mala persona.*
- Me amo y me acepto lo *suficiente* para que mis síntomas ahora se puedan marchar.

- Me amo y me acepto lo *suficiente* para que yo pueda tan solo sentir lo que está equivocado y estar bien con eso de todos modos
- Estoy haciendo lo mejor que puedo
- Todos estamos haciendo lo mejor que podemos
- Me honro a mi mismo por lo duro que ha sido esto
- ¡Puedo renunciar a lo que pensaba que sabía y abrirme a una verdad más profunda acerca de mí!
- ¡Soy mejor persona de lo que creía!
- ¡No es necesario ser un soldado y endurecerme! ¡Es aceptable sanarme!

© *Rue Hass 2008* *IntuitiveMentoring.com*
estrategias profundamente desenfadadas para desatascar cosas atascadas

Capítulo 6:
Abre la Jaula de
Sentirse Invisible

Aunque *no tenía voz y me sentía dolido e invisible, me amo y me perdono y me digo ¡SI!*

A menudo en las sesiones de EFT a la gente les hago la pregunta, *¿Qué querías decir que no pudiste?* Aquí tenemos cuatro ejemplos de sesiones de *tapping* en las que traté con esta pregunta.

Primer Ejemplo:

Estaba escuchando a una mujer contándome cómo se encontraba mucho mejor desde nuestra última sesión. El dolor y los calambres que hacían que sus manos se 'quedasen agarrotadas' ya se habían aliviado. Pero entonces empezó a describir cómo el dolor ahora *"parece subirse por mis brazos hasta el cuello, en donde solía ser un dolor punzante y abrasador."*

Le pregunté cuándo empezó a sentir ese tipo de dolor y empezó a hablar de hacía unos treinta años cuando tenía una terrible tensión en la mandíbula.

Imaginé a su mandíbula agarrotada – y me salió la pregunta, *"¿Qué quisiste decir entonces o aun anteriormente en tu infancia, pero no pudiste?"*

Ella todavía no tenía la respuesta en la superficie. Haciendo *tapping* en la mano, reflexionaba en voz alta hasta que le surgió lo siguiente:

> "Siempre tenía algo en la mente en aquel entonces. Continuamente pensaba, 'Que ganas tengo de salir de la niñez, que ganas tengo de marcharme de mi familia. Quería gritar - ¡¡Déjame salir de aquí!! Este es un lugar de locos. ¡No pertenezco aquí!'
>
> "¿Sabes que?" dijo sorprendida. "¡Mantenía la boca cerrada para no decirle eso a mi madre!" Y quería decir ' ¿¿¿Porqué me pegas???' Me tuve que controlar para no preguntarle ¿Porqué? cuando me decía 'NO puedes salir con la bicicleta, ir a pasear, o jugar fuera.' Ella siempre me decía 'NO'. Y cuando le preguntaba porqué, ella siempre contestaba, 'Porque lo digo yo'. **Yo no tenía voz.**"

Yo estaba tomando notas rápidamente mientras ella decía todo eso, y ahora teníamos muchas frases preparatorias circulando *deseando y necesitando y teniendo algo que decir, sin poderlo decir.* Le fue fácil hacer la conexión con situaciones de su vida que ocurrieron desde aquel entonces, cuando tenía algo propio que decir, pero no lo dijo. De hecho, recientemente se había escapado de un matrimonio en el que no tenía voz, y ahora se encontraba en una relación en la que se veía cayendo en el mismo patrón, ahora ella ya no era la persona desamparada que había sido anteriormente en su vida.

Para cuando terminamos de hacer *tapping*, esta mujer que había tenido olas de tensión recorriéndole por y a través de la mandíbula, la notaba relajada y abierta. Ahora podía sentir lo que quería decirle a su pareja con fuerza y claridad.

Segundo Ejemplo:

Otra ocasión en la que salió esta cuestión esta semana fue cuando otra cliente me hablaba de los sueños que tenía.

"Últimamente todos mis sueños tiene el tema 'Préstame atención', dijo.

Sentía como si tenía una parte infantil que no había reconocido, que había *'sentimientos dentro que no estoy sintiendo – están encerrados allí."*

Le pedí que utilizara su imaginación y simplemente empezara a hablar. ¿De qué podría tratar esto? A menudo un individuo dice que no sabe lo que está ocurriendo, pero cuando les digo "Finge que lo sabes," empieza a hablar y casi siempre surge algo que es una revelación para los dos.

En este caso, esta mujer, de unos 35 años y con un empleo que estaba bien pero no llegaba realmente a su creatividad e inteligencia, empezó a hablar.

Dijo: *"Bien pues, siempre me ha costado mucho el saber qué quiero hacer en mi vida. Siempre me dejo llevar por las expectativas de otros.* **Me da miedo escuchar y enterarme de lo que yo quiero."**

Esta última frase me impresionó.

¿Dónde en tu cuerpo sientes el 'miedo a enterarme de lo que yo quiero'? le pregunté. A menudo cuando prestamos atención a lo que hemos estado evitando, empieza a surgir de forma natural. Prestando atención al aspecto físico del sentimiento es más seguro que enfrentarlo directamente como una emoción o un recuerdo.

"Lo siento mucho en la garganta – está oprimida," dijo. "Está oprimida. Es como si hubiese mucha tristeza pesada atascada en mi garganta. **Mi garganta está contraída alrededor de esta tristeza.** Quiere subir y salir, pero mi garganta no la deja."

"¿Qué pasaría si la dejaras subir y salir?", le pregunté. "¿Qué pasaría?"

"Ah, yo soltaría un ruido HORRIBLE – es posible que mi cabeza estallaría – ¡no lo podría controlar!", exclamó.

Empezamos ahí mismo con el *tapping*, con las sensaciones en su garganta y su tristeza. Para que esto fuese una experiencia segura para ella, invité a mi cliente a imaginar que tenía un aliado dentro de su propio sistema de creencias – una persona real, un ángel, una figura mítica – que la podría sujetar con seguridad mientras hacía *tapping*, para permitir a su garganta a abrirse. Había estado leyendo el libro de Carolyn Myss sobre arquetipos, y eligió el Ángel arquetipo como una 'presencia poderosa, serena y que me apoya y me puede guiar y proteger en el proceso." Le pedí que construyese una imagen de esta presencia y lo que sentía al ser sujetada por ella. Entonces hicimos *tapping*.

Se dio cuenta de que esta profunda tristeza surgía de haberse sentido abandonada cuando era una niña. Desde entonces había estado almacenando este profundo dolor. Ahora que sus sueños la habían avisado, y sabía de qué iban, sabía que podía enfrentarse a resolver el problema con EFT.

Tercer Ejemplo:

Otra cliente llamó para decir que ella quería (es casualidad que todos estos ejemplos son mujeres, pero igualmente podrían haber sido hombres) cancelar la sesión porque tenía una terrible tos que consumía toda su energía. Se sentía constantemente agotada. De hecho había sufrido esa tos desde hacía muchos años, me dijo, pero ahora era particularmente severa. Tenía una cita al día siguiente para ver un médico por su hipotiroidismo.

En lugar de cancelar, trabajamos sobre la tos. **"¿Qué intentas esputar?" me preguntaba.** En seguida le hice la pregunta. Su respuesta sacó a relucir algo interesante. Sus problemas se resumieron así:

"No tenía derecho a tener una opinión, aun cuando sabía que mi opinión era acertada. Mi madre me castigó por decir lo que pensaba cuando no estaba de acuerdo con ella. Pero cuando lo pienso, mi abuela nunca pudo decir, ni siquiera saber, lo que opinaba. Este problema debe existir desde hace mucho en mi familia."

Para resumir una larga historia, resulta que en la medicina naturopática, el tiroides refleja la voz de un individuo en su vida. Cuando la voz se 'siente atrapada', a lo largo del tiempo, el efecto acumulado da lugar a síntomas que pueden incluir una función debilitada del tiroides. Tiene sentido que el aguantar y reprimir nuestra propia verdad puede resultar en síntomas como:

• fatiga grave, pérdida de energía

- sobrepeso, dificultades para perder peso
- depresión y ánimo deprimido
- dolor en las articulaciones y músculos, dolores de cabeza

Hicimos *tapping* por su tos. Hicimos *tapping* sobre una variedad de eventos específicos de su vida que tuvieron lugar más o menos en el momento en que la tos empezó a aparecer, cuando ella sentía que alguien 'me quería matar emocionalmente', y creía que no podía hablar por si misma. No pasó mucho rato hasta que dijo, *"Ahora sé que tengo derecho a ver las cosas a mi manera, y tengo derecho a tener una opinión."*

Cuarto Ejemplo:

Un ejemplo más de tantos. ¡Me imagino que el Universo se está poniendo las botas conmigo para atraer mi atención! Creo que empezaré a hacer esta pregunta a todo el mundo.

Otra cliente, Patsy, también me había estado contando lo bien que se encuentra últimamente. "Me hablo de una manera mucho más reconfortante," dijo. Le pedí algún ejemplo.

"Me digo: Ve más despacio. Haz una cosa detrás de la otra. Haz lo que puedas. Y no lo tienes que hacer todo ahora mismo."

"Me cuesta más enfadarme y sentirme irritada conmigo misma. Me entiendo mejor ahora. Lo único que no se me da tan bien es el liberar todos los 'deberías'.

"De hecho, ha sido una especie de enorme plus tener la enfermedad que tengo." (Sufre de la enfermedad de

estrategias profundamente desenfadadas para desatascar cosas atascadas

Crohn's)

Ahora bien, ¡declaraciones como esta última de Patsy son una enorme bandera roja para mi! Para mí significan que alguna condición del cuerpo se ha convertido en una parte de la identidad del individuo y desempeña cierta función para ellos que no creen, por cualquier motivo, que pueden realizar por si mismo. La ecuación es algo parecida a:

Condición física = sabotaje de la sanación para protegerme.

Le pregunté a Patsy que quería decir con 'un enorme plus'. Dijo: *"Si no comes bien, o encierras temas emocionales, la enfermedad se agrava.* **Me da el poder que no tengo por mi misma de decir 'no'.**"

"Entonces, Patsy," le pregunté, "¿A quién en tu pasado no le podías decir 'no'?"

"No le podía decir 'no' a mi madre. Su rutina era que 'Mamá sabe más'. Hizo que mi vida fuera miserable. Tenía una relación muy estrecha con ella cuando era pequeña, pero el precio que pagué fue decirme 'no' a mi misma para decirle 'sí' a ella. Lo intenté, discutía con ella, pero eso me traía muchos más problemas. Era más fácil rendirme, ceder."

Para trabajar con este sabotaje de Patsy, hice un mapa de la información para que estuviese delante de mí mientras hacíamos *tapping*. Puedes crear tu propio mapa. Piensa en alguna forma interesante y fácil de recordar, que tenga varios puntos, cada uno de los cuales puede ser un lugar en donde recopilar información. Yo utilizo una figura humana dibujada con líneas sencillas (palos).

Elegimos una situación de la historia de Patsy que

ilustró el problema de 'decir no' y le provocó una reacción en el cuerpo.

Dimos a la situación un **TITULO**:
Mamá Sabe lo que es Mejor

Debajo del título escribí su declaración:

Yo tenía que decirme 'no' para poder decirle 'sí' a ella.

Los SENTIMIENTOS Y EMOCIONES eran:

- ira
- incomodidad
- tristeza

Esos sentimientos son provocados por:

- el tono burlón de su voz
- la expresión de su cara

Traducido a palabras significan:

- Estás muy equivocada
- Te odio por tu elección
- No debería desear eso
- Tu deberías desear lo que deseo yo.

Los **SÍNTOMAS Y COMPORTAMIENTOS** eran:

- una opresión en mi estómago y mi pecho que se desliza por mi clavícula
- la sensación de prepararme para algo desagradable
- mis hombros tienen la sensación de estar sujetos con un gran peso
- estoy esperando a que la confianza aparezca por arte de magia

Le señalé que la palabra 'hombros' (en inglés: shoulders) contienen la palabra 'debes' (en inglés: should) (n.t.: un juego de palabras de la autora para resaltar que la sensación de 'debería' lo lleva en los hombros), y que también hay un juego evocativo de palabras 'espera/peso' (en inglés 'wait/weight se pronuncian igual). Todo ello se presta a entretejer las palabras de manera creativa en las frases de EFT.

Las **CREENCIAS** que surgieron de la experiencia eran:

- No tengo derecho a mi propia opinión
- Lo que yo creo no importa
- No tengo poder
- No soy bastante buena

La **INTENCIÓN POSITIVA** de las emociones era:

- Mi ira y tristeza quieren que yo reconozca que soy una persona con derechos propios
- Soy libre de pensar por mi misma

- Es aceptable el desear lo que yo deseo
- Puedo expresar mi propia opinión y aún ser digna de amor y apoyo
- *¡Yo puedo decirme* **'Sí'** *a mi misma!*

Juntas hicimos *tapping* para todas esas emociones, síntomas y creencias. Para mi, uno de los beneficios de tener todas estas palabras y frases delante de mí en mi mapa es que estimulan mi intuición y creatividad. Me encuentro soltando toda clase de combinaciones extrañas de las palabras y los conceptos de manera divertida y a menudo, graciosa. ¡Es muy beneficioso el reírse en medio de una sesión de EFT!

He inventado varios juegos de palabras con la expresión 'Mamá Sabe lo que es Mejor'

(n.t.: aquí la autora hace muchos juegos de palabras con las palabras 'sabe' y 'NOes' (en plural) y 'nariz' – todas se pronuncian igual en inglés. He intentado transmitirles a Vds. la intención de sus juegos!)

- Mamá dice 'NO' mejor...(sabe lo que es mejor)
- Cómo de experta quieres llegar a ser 'sabiendo' = diciendo 'no'...
- Los 'NOes' de la Verdad...
- Tu opinión es tan clara como la nariz de tu cara...(tus NOes)
- Yo debería saber lo que es mejor = decir 'NO' mejor ...
- Yo puedo cargar sobre mis hombros lo que mi Ser Sabe sobre mis ¡'NOes'!
- Seguramente a ti se te ocurren algunos

mejores en estos momentos.

Completamos la sesión haciendo *tapping* para reforzar todas las Intenciones Positivas. Utilicé un estilo de entretejido creativo similar, a veces con humor, pero más a menudo con la intención de cimentar el sincero, poderoso sentido de Presencia y Verdad de Patsy. Ahora, cuando mira hacia atrás a su vida, Patsy puede reconocer que ese sentido de lo correcto y su fuerza y confianza en ella misma siempre han estado allí. La invité a que recordara momentos específicos en los que Notaba que eso era cierto. Siempre ha tenido una opinión y una voz, y ahora ella SABE que puede confiar en ella. *¡SI!*

Capítulo 7:
Abre la Jaula de Miedo

Aunque *no me siento seguro siendo yo mismo, puedo re-invertir mi herencia emocional de creencias y expectativas negativas. Elijo concentrarme en mi esencia, mi fuerza, mi visión superior de mi mismo. ¡Tengo Grandes Expectativas!*

Tengo una amiga que hace trabajo de sanación con su amiga quien tiene cáncer. Ella me dijo esto:

"Mi amiga es Judía y soy consciente de su infancia tan difícil, con padres cuya infancia fue profundamente marcada por el holocausto. Me pregunto si su manera de educar a sus hijos y el impacto que tuvo en mi amiga podría ser un factor contribuyente a su cáncer. He pensado en su trabajo para sanar como un trabajo generacional. Me pregunto cómo la violencia que sintió la generación de sus padres se extiende hacia otras generaciones, cómo la historia de violencia que es una parte íntegra de la historia de la humanidad, se extiende y se manifiesta como enfermedades."

¿Qué esperabas?

Me fascina enormemente la herencia emocional de nuestros antepasados, y cómo determina quienes pensamos que somos y qué podemos esperar de la vida.

¿No hemos escuchado todos: '¡Consigues lo que

esperas conseguir!' y '¿¡Quién te has creído que eres!?' ¿Y si fuéramos adictos a nuestras expectativas? Cada día se especula más sobre esto e incluso existe evidencia científica de que es cierto.

Bien pues, si vamos a ser adictos a algo, mejor elegir algunas buenas expectativas a qué adiccionarnos, ¿no? Entonces, ¿porqué no empezamos sencillamente con una visión positiva de la vida? ¿Porqué tantos de nosotros recordamos una infancia triste y ahora somos adultos tristes – o enfadados?

¿Cómo llegamos a un sitio interior que declama, "Esta es una falsa identidad, no el verdadero y sano yo"? ¿Qué esperas TU? Y - ¿qué te hace pensar eso?

Todos los que practicamos EFT, de manera consciente o inconsciente, investigamos constantemente sobre el efecto de las expectativas sobre nuestras mentes y nuestros cuerpos, y cómo cambiarlos. Nuestros esfuerzos al hacer *tapping* envían mensajes de sanación y transformación a través del espacio y el tiempo.

Recibí este evocativo y amable e-mail sobre este tema de mi cliente Mischa (no es su nombre verdadero), un par de semanas después de su primera sesión. La había invitado a compartir algunas reflexiones que tuvo después de nuestro trabajo.

¿Qué sucedía mientras yo estaba en el útero?

El e-mail de Mischa (todas las palabras hasta la siguiente cabecera son suyas):

> "Quería compartir contigo algo que leí en tu libro que detonó una carga muy poderosa en mi – lo suficientemente poderosa como para

provocar un nudo en la garganta mientras lo leía.

"Esta es la frase de tu libro:

'Al nacer entramos en una historia de familia sobre 'la manera en que las cosas deberían ser'. Así que aun en el útero, estamos literalmente rodeados y absorbidos por los efectos de la historia de familia de nuestra madre en cuanto a sus efectos sobre su cuerpo, mente, emociones y espíritu al nivel celular de su cuerpo, nuestro anfitrión. Sentimos los efectos de la historia de la familia de nuestro padre en nuestro ADN, en nuestra energía, y en las reacciones de nuestra madre hacia él, aun antes de nacer.' (**The 8 Master Keys to Healing What Hurts –** *Las 8 Claves Maestras para Sanar lo Que Duele*)

"Así que, ¿qué sucedía mientras yo estaba en el útero? Pues bien, mi madre tenía coágulos de sangre que amenazaban su vida y los médicos la aconsejaron enérgicamente que abortara ya que la medicación de la que disponían no era seguro durante un embarazo. Mi madre, obviamente, decidió no abortar y todo salió bien al final, pero, ¿qué sentimientos debieron inundarla a ella – y a mí?

¿Qué puede ser más intenso que tener la vida en peligro, literalmente? El miedo – por su vida, por la mía, por lo que les pasaría a mis cuatro hermanos mayores si algo le sucedía a ella. Quizá ira por encontrarse en tal situación – y quizá tristeza, por la misma razón. Literalmente le debo mi vida a mi madre de una manera más que puramente biológica.

Y mi padre. Hijo de la guerra en Europa, su propio padre en el ejército alejado de casa, deportado, literalmente viendo a cadáveres flotando por el Río Elba, unos diez años en el régimen opresivo Comunista de Alemania del Este y dos traslados después de eso.

La vida ERA resignarse a las crudas realidades, apechugar y sobrevivir.

¿Qué significa estar en modo de supervivencia?

• Significa que tienes que hacer lo que sea necesario en el momento, sin importar lo que sientes.

• Significa que tienes que tragarte las emociones que nos sirven a la necesidad.

• Puede significar que tienes que evitar llamar la atención – 'pasar desapercibido'.

• Puede significar que tienes que evitar disgustar a alguien de autoridad.

• **Significa que NO ES SEGURO SER TU MISMO.**

¿Qué parte de mi comportamiento trataba de quien soy en realidad y qué parte trataba de sobrevivir? Mirándolo todo lo objetivamente que uno PUEDE mirarse, yo creo que era ambas cosas.

¿Es ahí donde se formó el patrón de querer con tanta ansia el hacer feliz a otras personas? ¿Es este el origen de mi relación de amor/odio con la responsabilidad y el cumplir las expectativas de otros? Yo creo que debe de haber habido por lo menos una conexión para mí al sentir una carga emocional tan fuerte cuando leí ese párrafo de tu libro.

Creo que hay una parte infantil en mi que piensa que hay una especie de ecuación de la que me puedo beneficiar: Haz a otros felices y ENTONCES puedes ser tu misma, porque tendrás todo el amor que necesites. En realidad se trata de amor.

Pero si crees que tienes que merecer amor, entonces siempre está en el fondo el hecho de que TU no eres realmente amado, que es el rendimiento que des el que cosecha los elogios y el afecto que necesitas."

¿Es culpa mía?

"Me siento culpable porque en realidad, sé que mis padres me querían y me quieren. Hay una montaña de evidencia que demuestra su cariño y sus buenas intenciones. Así pues, ¿cómo logré sacar esa queja de inseguridad de ese cariño, juntamente con otras muchas cosas

> innegablemente buenas?
>   Una parte de mi piensa que debe de fallar algo en mí si siento dolor o angustia de todas maneras."

Nuestra Verdad

(¡Ahora es la voz de Rue!) Yo sospecho que todas nuestras (a menudo inconscientes) creencias, acciones, posicionamientos y emociones oscurecedores manan de nuestra herencia emocional, la experiencia de nuestros antepasados. Todos nuestros esfuerzos por sobrevivir distorsionan el conocimiento de nuestra propia singularidad sagrada, incluso – o quizás especialmente – de nosotros mismos. Esto lo hacemos por muchas razones, yo creo, pero todas llevan al resultado de sentir que no podemos ser quienes somos realmente con seguridad en este mundo.

Pero de alguna manera, muy al fondo de nuestro sentido de no ser dignos y fuera de la vista, especialmente de la nuestra, yo creo que de hecho hay un sentido puro de nuestra propia perfección y belleza radiante. Es el diseño de quienes somos cada uno de nosotros en nuestra propia singularidad. La distorsión es como una identidad que llevamos puesta. No es nuestra verdad.

La Biología de La Creencia

En su libro 'The Biology of Belief' (La Biología de

La Creencia), Bruce Lipton nos relata una hermosa historia sobre un estudio realizado por la Baylor School of Medicine (Escuela Baylor de Medicina) publicado en el año 2002 por el New England Journal of Medicine (La Revista de Medicina de New England). El cirujano que realizó el estudio intentaba entender qué parte de la cirugía que practicaba para dolores graves y debilitadores de rodillas daba alivio a sus pacientes.

En los primeros dos grupos, realizó procedimientos estándares. En el tercer grupo sedó al paciente, habló y actuó tal como lo haría si fuera a intervenir, pero no hizo nada en realidad, y luego cosió al paciente. Se les dieron los mismos cuidados post-operativos a los 3 grupos. No se les dijo a los pacientes del tercer grupo hasta pasados dos años que la cirugía había sido fingida.

¡Increíblemente (o quizás no tanto), los 3 grupos evolucionaron igual! Un hombre que había tenido que usar un bastón para caminar antes de la cirugía 'fingida' ahora juega al baloncesto con sus nietos.

¡Está claro que toda esta gente esperaban mejorar después de la cirugía! Pero hasta qué punto mejoraron debido a la cirugía? Lo que creemos que es verdad, lo es. Lo que esperamos que pase, lo hará.

Crea una rutina mágica de *tapping* – para ti Y para tus antepasados

Te invito a que creas una rutina EFT de *tapping* transformadora para ti. Escoge todas las ideas y frases de la carta de Mischa y de mis comentarios que te hayan impactado, y añade ideas y frases de tu propia experiencia. Incluye también lo que sepas o imagines de la experiencia de tus padres, tus abuelos, tus bisabuelos y ... Emplea tu imaginación.

Algunas veces, empieza tus frases preparatorias con 'Especialmente porque...' en lugar de 'Aunque...'" Toma nota de lo que cambia cuando lo hagas.

Aquí tienes algunos ejemplos:

Especialmente porque seguramente he heredado el miedo de mi madre – por su vida, por la mía – y **especialmente porque** he heredado su ira y su tristeza por encontrarse en tal situación, **yo elijo recordar** mi historia verdadera: que soy un ser sensible, audaz, brillante, bello, soberano quien ha sido llamado aquí adrede ... para ser una fuente y fuerza para amor y bondad para mi, que fluirá de mi como una bendición hacia el futuro.

Me amo y me acepto y sé que ahora estoy seguro.

Y **especialmente porque** la vida de mi padre trataba de resignarse a las crudas realidades, apechugarse y sobrevivir, **me honro** por los conflictos que esto haya producido en mi propia vida, y **me honro** por lo difícil que ha sido, y ¡**ahora elijo** cambiar la historia! Elijo encontrar maneras de liberarme de esos conflictos ancestrales, y liberarme para tomar decisiones que apoyen mi más profundo bienestar.

Me amo y me acepto y sé que ahora estoy libre.

Especialmente porque una parte de mi ha creído

que tengo que merece amor, y siempre está en el fondo de mis pensamientos que realmente no soy amado, que es el rendimiento que doy el que cosecha esos elogios y cariño que necesito, **acepto** esa parte de mi, **acepto** que así se siente, y **ahora elijo** concentrarme en mi diseño, la esencia de mi lleva toda mi fuerza, todo mi amor, mi visión más grande del futuro, mi confianza más sentida de todo corazón y las mejores cualidades de lo mejor que hay en mi! Esto lo hago por mi mismo y por todos mis antepasados.

¡Tómate la libertad de tener grandes expectativas!

Las experiencias de nuestros antepasados se extienden a través de las épocas hasta nosotros. Acuérdate de que nosotros somos los antepasados de nuestro futuro. La sanación que conseguimos fluye a través del tiempo y el espacio, y lo puede cambiar todo.

Capítulo 8:
Abre la Jaula de Abrumado

Aunque *me siento abrumado, trago mis sentimientos reales, sigo adelante y 'apechugo', me doy cuenta de que esto me pone enfermo. Me amo y acepto quién soy en realidad. Honro mi profunda fuerza interior, mi verdad y mi bondad.*

Aquí tenemos dos historias sobre clientes que tratan de dos personas sensibles muy diferentes entre sí, con vidas muy diferentes. Ambos han recurrido a estrategias entumecedoras para intentar defender su vulnerabilidad. La segunda historia tiene lugar antes de que empezara a utilizar EFT, pero es un ejemplo poderoso de cómo creemos que debemos tragarnos lo que sentimos y seguir y apechugar, y lo que sucede cuando llegamos a tocar la verdad más profunda de nosotros mismos. ¿Y no es ése el mensaje de "...me amo y me acepto profunda y completamente"?

Nicole está en su segundo año universitario. Llegó con su habitual sonrisa iluminadora, pero al poco rato era evidente que estaba sufriendo sentimientos abrumadores en todas las áreas importantes de su vida, auto-imagen, escuela, amigos, relaciones, familia.

Me dijo que toda su vida le habían dicho que "se disgustaba demasiado." La introduje al concepto de la persona altamente sensible. La ayudó saber que no le pasa nada a ella, aunque le resulta difícil acordarse de ello. Vuelve continuamente al pensamiento de que debe de pasarle algo, debe de fallar algo en ella. Se disculpa constantemente por ello. Nicole empieza diciendo que ha estado a régimen, y está muy enfadada consigo misma respecto a la comida. O bien está comiendo o se está matando de hambre. Esta misma semana se dio cuenta de algo – en cuanto surgía un pensamiento o una sensación preocupante echa mano a algo que distraiga su atención para no centrarse en su problema. ¡Le digo que esto es maravilloso! Mucha gente se pasa la vida entera medicándose de esta manera con la comida – o sexo, o trabajo, o drogas, o tabaco – y ni siquiera llegan a hacer la conexión que ella acababa de hacer. Nicole está desconcertada al sentirse llamar maravillosa cuando describe su malos hábitos, pero lo acepta.

Hay tantos conceptos en los que Nicole se siente atascada, que empezamos a trabajar con EFT simplemente sobre el sentirse abrumada en general, y estalla en sollozos, llorando durante un momento, pero disculpándose e intentando controlarse porque normalmente no expresa a nadie cómo se siente (ni siquiera a si misma), simplemente 'apechuga'.

Así que hicimos *tapping* por todos los puntos durante algunos minutos, y me acerqué para sentarme a su lado y hacer *tapping* sobre sus dedos mientras ella lloraba y hablaba un poco. Siempre le sorprende la rapidez y efectividad con la que funciona EFT.

Eventualmente, trabajamos sobre su historia de que le digan que "se disgusta demasiado". Le pregunto cómo siente en su cuerpo el ser tan sensible - ¿dónde lo siente? Dice que en el pecho, una sensación cálida y pesada que se posa en su pecho.

(A menudo cuando un individuo no puede describir cómo siente algo, hago preguntas tales como "¿Es más caliente o más frío? ¿Es más pesado o más ligero? ¿Es más claro o más oscuro? ¿Tiene color? ¿Es una sensación que se mueve o es estático?" Casi siempre pueden contestar a estas preguntas.)

Así que trabajamos con esta sensación y algunos incidentes específicos en los que la sintió. Le pedí que describiera la sensación. Paradójicamente, dice que aunque la 'sensación de ser demasiado sensible' era caliente y pesada en su pecho, en su interior sentía como si ella era demasiado ligera. Y esta sensación ahora de 'disgustarse demasiado' es 'más pesada'.

Hablo un poco sobre el hecho de que mucha gente come en exceso y aumentan de peso porque sienten esa sensación de ser 'demasiado ligeros' inconscientemente, y quieren añadir un sentido de presencia, incluso una presencia intimidatoria. De manera consciente o inconsciente, comen en exceso para aumentar su 'peso' en el mundo. A Nicole le intriga esta idea.

También le hablo sobre la anorexia, que es una forma de comer en exceso al revés. Ortorexia es una obsesión por comer alimentos sanos. Está relacionada con la anorexia, pero es otro trastorno dietético diferente. Mientras que un anoréxico quiere perder peso, un ortoréxico quiere sentirse puro, sano y natural. (Puedes leer más sobre el tema en: http://orthorexia.com) De alguna manera, la ortorexia es un rechazo del cuerpo, un querer ser 'más ligero', aun en un sentido (distorsionado) espiritual.

Yo digo sentido espiritual 'distorsionado', porque creo que los seres humanos somos como energía espiritual destilada, literalmente espíritu 'más pesado'. Así que cuando Nicole me describe la sensación de 'demasiado sensible' como 'más pesado', la oigo decir que está teniendo la experiencia de su propia Presencia espiritual en la tierra. Un sentido de **Presencia espiritual** es una labor 'interna' de creencias, auto-imagen, perspectivas y sentido de propósito. La Presencia espiritual es una sensación de encontrarse lleno, lleno de tu propio Ser, una *realización*.

Aquí tenemos muchas posibilidades de lenguaje creativo.

Le pedí que se llenase profundamente con esta sensación. A continuación la invité a imaginarse teniendo más sentido de su Presencia espiritual en aquellas situaciones en su pasado donde se había sentido 'demasiado sensible', como si algo fallara en ella.

Incluimos todo este lenguaje positivo en nuestras rondas de *tapping*.

Cuando terminamos, le pedí a Nicole que se adentrara de nuevo y evaluara sus experiencias en esas situaciones de nuevo, ahora. Cuando abrió los ojos dijo, "Bueno, cuando lo veo de esa manera, ¡realmente no hay problema!"

La experiencia de Nicole me recuerda a otra sesión que tuve hace muchos años con un hombre llamado Ron. Solo le vi una vez pero su visita me dejó una imagen muy marcada en mi mente, y me enseñó mucho sobre la sensibilidad mucho antes de que yo oyese el término 'persona sensible', y antes de saber de EFT.

Ron vino en su ropa de trabajo. Antes de entrar le vi cambiándose la camisa fuera de su camión, y se le veía por los vaqueros que trabajaba al aire libre. Resultó que trabajaba en la construcción. Tenía 40 y pocos años, algo rudo y curtido, no era el tipo de hombre que normalmente busca la ayuda de un terapeuta, así que sabía que debería estar sintiéndose desesperado. Había crecido en una familia gritona, emocionalmente abusiva y alcohólica en la que existía mucha crítica y poco apoyo. Había tenido sus propias batallas con el alcohol y con la vida misma. Se veía su porte triste y callado en su cara cansada y arrugada. En esos momentos vivía en una situación en la que se aprovechaban de él vergonzosamente su ex-mujer, que tenía un hijo adolescente drogadicto Y el novio de ella, ¡¡él les mantenía a todos!!

Él pensaba que se estaba portando con amabilidad, y que era lo que debía hacer... y sentía que se ahogaba. No tenía ni idea de cómo tomar control de su situación. No tenía experiencia en comprender ni expresar lo que sentía. Estaba realmente abrumado.

Ron estaba tan poco acostumbrado a la introspección que me costó algún tiempo acertar la manera de hacerle preguntas sobre él mismo que podía contestar. Le pregunté que qué quería en su vida, y nunca antes le habían hecho esa pregunta. Nunca se había planteado qué quería. Ni siquiera era consciente de que era posible hacer esa pregunta y desde luego no sabía qué decir.

Como forma de entrar, empecé por pedirle que describiese los peores aspectos de la familia en la que se había criado y de su situación actual. Eso sí lo podía hacer. Hicimos una larga lista. Entonces fui pasando por la lista punto por punto, y le pedí que le diese la vuelta a cada uno de ellos. ¿Qué es lo opuesto a un entorno chillón en el que todo el mundo se grita? ¿Qué es lo opuesto a la crítica constante? ¿Qué es lo opuesto a una situación en la que todos siempre están borrachos y no se puede contar con ellos, o violentos? ¿Qué es lo opuesto a vivir en un lugar en el que siempre hay alguien que extiende la mano para dádivas?

Sus respuestas fueron lentas pero muy consideradas, y yo casi podía oír nuevas conexiones neurales siendo formadas mientras intentaba encontrar sus sentimientos e imágenes y luego palabras para sus nuevos pensamientos.

Ron y yo fuimos pasando por la lista, y el resultado que produjo fue una revelación para él. Me llegó al corazón ver lo sensible que era debajo de ese aspecto externo de rudo trabajador. Cuando le hizo esas preguntas a su corazón, su corazón sabía las respuestas. Eso le sorprendió. Yo veía cómo se le encendían luces internas poco a poco.

Ya que me daba cuenta de que era una persona totalmente distinta a la imagen que presentaba, o que incluso él mismo conocía, le pedí que me diese algunas metáforas para cómo era 'en su interior'. No estaba acostumbrado a pensar simbólicamente, y había mencionado una pasión por los caballos, así que le pregunté, "Si tu fueras un caballo, ¿qué clase de caballo serías?

Fue entonces cuando empezó a hablar su espíritu.

Ron describió una preciosa potra, muy excitable, asustada y nerviosa, arrinconada en el cercado de un prado. Se sentía atrapada, tensa, lista para escapar al más mínimo movimiento. No podía, no quería dejarse coger. Demasiado aterrada.

Con mi corazón en la boca, quizás literalmente, muy, muy suavemente le pregunté si empleando su experiencia y amor a los caballos, sabría de alguna manera de hacer conexión con ella, tocarla, dejarla saber que no le deseaba ningún mal.

Casi se encontraba en un estado alterado mientras hablaba, pero no dudó. Describió moverse muy, muy despacio, hablando muy tranquilamente, con mucho ánimo y amor, tomándose todo el tiempo del mundo para llegar hasta ella. Despacito, despacito, poniéndole el cabestro y suave, suave llevándola a su establo.

Y entonces, dijo, despacito, despacito empezaría a echarle maíz al establo, echando y echando hasta que le llegase a tapar los pies ... por sus piernas ... y cubriéndole la barriguita ... hablando de manera tranquilizadora todo el rato ... el maíz poco a poco subiendo hasta sus hombros ... por encima de su espalda ... y finalmente hasta rodearle el cuello.

Me quedé embelesada, escuchando mientras él hablaba, sintiendo cómo algo empezó a callar en él y a salir hacia fuera. Podía sentir como esa sensación surgía en mi también.

Y entonces, dijo, cuando la potra pudiera sentir el maíz todo alrededor suyo se sentiría abrazada, y estable, y *finalmente segura*. Y eso la cambiaría.

Un par de semanas más tarde recibí una llamada de Ron cancelando nuestra próxima cita. Dijo que dejaba su trabajo, vendía su casa y se 'mudaba fuera de la zona'. Yo entendí estos acontecimientos como una buena señal para él.

Aunque no hay nada de EFT en esta historia, creo que el "sentirse abrazada, estable, y finalmente segura" es como nos merecemos sentir, y que EFT nos invita a descansar en este sentimiento dentro de nosotros.

Trazando el Mapa de la Jaula de Abrumado Apechugando

Este es el aspecto que podría tener un mapa de 'La Jaula de Abrumado y Apechugando', basado en historias reales de clientes. Ahora, conjuntamente con el cliente, puedo hacer *tapping* sobre cada una de estas frases, y entretejerlas para crear nuevas perspectivas.

SENSIBILIDAD:

- Odio ser alguien que necesita tratamiento especial
- Es abrumador pensar en ser el canario en la mina
- Soy demasiado débil y lisiado emocionalmente
- Estoy solo y nadie comprende mi dolor
- Soy sensible, pero no soy la Madre Teresa
- Soy demasiado idealista
- Soy mediocre, un idealista que no es espléndido
- Soy un artista que ha sido obligado a ser un matemático excelente y a elegir las ciencias
- Preferiría morir antes que ser considerado

débil

EXPERIENCIAS DOLOROSAS DEL PASADO
(algunos títulos)

- Tuve el Sueño Equivocado
- Ella Dijo: "No Tienes Creatividad Verdadera"
- Siempre Encuentran los Fallos, Como Buitres
- Mi Padre Dijo que Se Avergonzaba de Mí
- Tomado Como Rehén a los 12 Años
- Totalmente Desamparado

LA IDENTIDAD LIMITADA QUE ASUMÍ COMO RESULTADO

- Soy defectuoso
- Siempre va a ser así
- Tengo que hacer lo que ellos mandan para recibir su aprobación
- Mis propios pensamientos y sentimientos no cuentan
- No es aceptable ser como soy
- Decepciono a todo el mundo
- He sido vergonzoso
- Fracasaré
- Soy una persona 'difícil' si no hago lo que ellos piensan que es lo correcto
- 'La única manera de ser sólido es estar congelado'

RESPUESTAS – EN MIS EMOCIONES

- Abrumado
- Ira
- Vergüenza
- Profunda tristeza
- Desanimado
- Angustia
- Avergonzado
- Culpable
- Condenado

RESPUESTAS – EN MI CUERPO

- Crecí como persona ruda
- No puedo sentir lo que siento
- Fatiga Crónica
- Se me acelera el corazón
- Quiero llorar pero no puedo
- Se me encoge el corazón
- Opresión que se me sube por la garganta y me corta las lágrimas
- Me tiemblan las piernas. Me están diciendo "¡Sácame de aquí!"

INTENCIONES POSITIVA DE LOS SENTIMIENTOS Y SÍNTOMAS

- Me estaba conectando a la aprobación de los demás
- Nadie me enseñó a aprobar de mi mismo
- Me mantengo en esta horrible situación para

proteger a otro
- ¡Merezco cuidarme de mí mismo!
- ¡Puedo tener mi propio sueño!
- Merezco abrir la jaula en la que está atrapada mi alma
- "Puedo ponerme mi vestido favorito y dar vueltas en la brisa y el sol de la pradera"
- Puedo conectar conmigo mismo

LA VERDAD SOBRE MI

- ¡No soy el patito feo! Soy un cisne
- Soy único y dotado
- No tengo que perder la salud para ser quien soy realmente
- Soy lo suficientemente bueno para ser grande y brillar
- PUEDO SER YO, SER VISIBLE, Y QUE SE ME OIGA
- ¡PUEDO SER EGOÍSTA! (n.t.: juego de palabras con 'selfish' – egoísta y 'self-ish', relativo al ser. La autora quiere utilizarlo para transmitir el concepto de cuidar de nuestro ser, no ser egoísta en el sentido tradicional)

El sentirse abrumado, y que tengo que 'apechugar' y aguantarme, son señales para mi. No son el problema. Esas creencias y sentimientos han creado los problemas. Sé como cuidarme de mi mismo, y ¡pretendo hacerlo!
Merezco honrar a mi bondad bendecida.
¡¡Ay, Bendito sea!! :^)

© *Rue Hass 2008* *IntuitiveMentoring.com*
estrategias profundamente desenfadadas para desatascar cosas atascadas

Capítulo 9:
Abre la Jaula de
"Tengo que ser Perfecto"

Aunque vivo como si estuviese en un cuarto lleno de críticos a quienes no se les puede complacer, lo que siempre me lleva a abatirme hasta ser perfecto, me doy cuenta de que he estado buscando la aprobación en todos los lugares equivocados. Estoy aprendiendo a abrirme a la fuerza en mi INTERIOR. ¡Elijo tomar nota de lo bien que hago las cosas!

¡Vieja Historia, Historia de Reprimendas. Nueva Historia, Verdadera Historia!

Cuando empecé a trabajar con Don, me contó toda su letanía de penas, que eran muchas. Desde luego que su vida había estado llena de retos, y ahora padece de muchos trastornos crónicos y estados emocionales debilitantes. Don se ha pasado los últimos 20 años, más o menos, buscando la sanación en todos los lugares posibles. Me acuerdo que varias veces pensé que parecía tener mucha práctica en relatar su propia historia.

Trabajamos en unas cuatro sesiones. Cada una de ellas había tenido 'éxito'. Al final de las sesiones los aspectos en los que trabajamos había disminuido significativamente, y sus síntomas físicas y emocionales fueron reducidos y eran mucho más difíciles de provocar. (Evaluaba sus reacciones repetidamente durante y después de la sesión.)

Para la próxima vez que hablamos, al preguntarle a Don cómo le iba y cómo iba ese aspecto ahora, siempre se lanzaba a la misma vieja historia sobre el no desear cambiar, era demasiado arriesgado, los mismos problemas surgían en su vida y sentía los mismos síntomas físicos. Sin embargo, siempre me acordaba de que en las sesiones él había compartido muchas historias interesantes sobre aventuras que había vivido en su vida, lo que hacía en su vida ahora y lo que tenía ilusión de hacer.

Dos Historias Diferentes

Se me ocurrió que Don llevaba dos historias muy distintas en su cabeza y en su vida, y que sólo escuchaba a una de ellas. Le pedí que me escribiese dos párrafos. Un párrafo sería sobre la 'vieja historia', esa tan triste y familiar que siempre le contaba a sus terapeutas y médicos y personas sanadoras. El otro párrafo sería una historia distinta. Empecé a llamar a ésta la 'nueva historia', pero pronto me di cuenta de que en realidad, es la VERDADERA historia.

Me parecía que la 'vieja' historia debe de ser, de alguna manera misteriosa, la que debemos 'atravesar', para poder transformarla viviéndola de manera diferente a lo largo del tiempo. La vieja historia nos llega desde nuestras familias, y de la herencia emocional de nuestros antepasados y nuestra cultura. Trata de lo que parece posible para nosotros en la vida. Moldea lo que somos y quienes somos en el mundo. Y gustosamente (al fin y al cabo es una ley universal), la vida se moldea alrededor nuestro como respuesta a lo que creemos que es verdad.

Pero – ¡Esta Vieja Historia No Es QUIENES Somos! La 'nueva' VERDADERA historia contiene toda la evidencia de quienes somos en realidad, nuestras profundas cualidades del alma. Aunque, en el contexto de quienes hemos sido y de las expectativas de quienes deberíamos ser, estas actividades parecen sorprendentes. De alguna manera surgen de nosotros a pesar nuestro.

Se me ocurre que he hecho tantas cosas en mi vida que mis padres no esperaban que hiciese esa niña que estaban criando. Seguramente tu también puedes pensar en algunas cuando miras a todo lo que has hecho en tu vida. Ahora veo, con la iluminación de la retrospectiva, que la mayoría de los terribles conflictos y momentos tristes de mi vida en realidad eran evidencia de momentos en que colisionaban la Vieja historia con la Verdadera.

Quizás comencé mi vida inconscientemente plantándome en mis creencias restrictivas sobre lo que era posible, en la herencia emocional de mi familia, mis antepasados y mi cultura. Cuando la presión interior de mi Verdadera historia llegaba a ser demasiado, reventé de alguna manera la creencia restrictiva y entré en una expresión de una verdad más natural para mi – mi diseño verdadero, como si dijéramos.

A lo largo del tiempo, me he acostumbrado a mi Verdadera historia, y me parecería muy restrictivo y desesperadamente incómodo tener que retirarme de nuevo a la vieja. No quisiera hacerlo. Quizás ya no tengo que salir de mis limitaciones con los brazos en alza. Parece más bien un surgimiento, un despliegue hacia lo que realmente es verdad para mi.

Creo que el uso regular de EFT ayuda a abrir los espacios entre las rejas de la jaula de nuestras viejas historias limitantes, para que esos espacios sean lo suficientemente amplios para traspasar las rejas y entrar en una historia propia nueva y más grande.

Otra imagen me viene a la mente: la 'Mascota Chia' que ha estado anunciada en la televisión americana. Parece un pequeño animal de barro, con muchos agujeros por todo el cuerpo. Cuando lo riegas, las semillas plantadas en ella brotan y crecen a través de los agujeros, formando una gruesa capa de exuberante verdor.

¡EFT riega las semillas plantadas en nuestro interior y nos ayuda a crecer!

Apártate del camino habitual

Si no tuviéramos el dolor, puede que nunca notaríamos la colisión que ocurre dentro de nosotros entre las semillas brotando de nuestra Verdad y el contenedor limitante de la vieja historia en el que intentamos vivir. Por lo tanto, con una herramienta como lo es EFT, podemos aprender a SER nuestra excelencia. Estos son los párrafos que escribió Don en respuesta a mi petición:

LA VIEJA HISTORIA

"La vieja historia va algo así: Me resulta muy difícil cambiar. Cuando cambio, o estoy pensando en cambiar, siempre conlleva mucha angustia y conjeturas, repasando una y otra vez en mi cabeza cuáles serán los resultados – en su mayoría son negativos (a mi modo de verlos). Veo la vida desde la perspectiva del vaso medio lleno y si aun no ha pasado nada negativo, espera, ¡que pasará!

Siento firmemente que tengo una fobia al compromiso (en realidad una adicción) con respecto a las relaciones. También siento que tengo muchísima ira suprimida y que cuando me disgusto, en lugar de sacarlo de manera constructiva, me lo trago ('no debería estar enfadado' es una de mis creencias). Sufro espasmos corporales, que se centran en la zona de mi abdomen y que fácilmente podrían ser la ira y rabia que me he tragado. Parece que solo soy capaz de sentir las emociones negativas densas y pesadas, y muy poca alegría, amor y felicidad.

El cambio se ve como algo no-deseado, en mayor parte, porque nunca sé qué va a pasar, así que es mejor quedarme la mayoría del tiempo, en mi rutina, aunque sea bastante incómoda. Si yo cambiara, las cosas podrían empeorar todavía más, así que solo cambio cuando es absolutamente necesario – y aun entonces, ¡peleándome todo el camino! Mientras que alguna gente parece cambiar fácilmente, para mí el cambiar me resulta muy difícil y en muchos casos, imposible."

LA NUEVA HISTORIA

"La nueva historia va algo así:
"He cambiado bastante a menudo y me he arriesgado mucho en mi vida. He vivido en muchas casas y apartamentos, he tenido muchos coches diferentes; muchos empleos distintos; he ido de viaje a Europa, África del Norte, Asia, America Central y Sudamérica, y Canadá, así como a muchos sitios distintos de los EEUU.

He cambiado mis puntos de vista religiosos y mi filosofía personal, abandonando el Catolicismo en el colegio (después de cuestionarlo en el instituto), adoptando a continuación el Budismo, y aun después sintiéndome más cómodo con un enfoque 'espiritual' a la vida en lugar de estar enchufado a una estructura religiosa formal. He estudiado Budismo Zen y Taoísmo; he practicado y estudiado varias técnicas de meditación, Tai Chi, Aikido y Kendo, aprendiendo algo de todos ellos (he estudiado con Chamanes en el Perú y procedentes de Rusia; he estudiado con maestros Taoístas y de Tai Chi en la China y Taiwán; he estudiado

Kendo en el Japón).

Me he enseñado a mi mismo a pescar con moscas y he disfrutado de muchos días en preciosos arroyos rurales de truchas. Atendí una escuela de masajes, después de jubilarme tras 35 años trabajando en el campo de los beneficios a empleados, y desarrollé una pequeña consulta de masaje y tratamientos de energía. Hace algunos años vendí mi casa y me mudé a otro estado después de conocer al amor de mi vida en un viaje a China, y superé varias alergias a los gatos para poder estar con ella (tiene cuatro gatos). ¡Ahora yo también tengo dos gatos! Me licencié como Master en Administración de Empresas a los 40 y muchos años, después de atender un colegio durante 3 años para graduarme.

¡Creo que ya me he enterado!!!!!!!!!!!!!!"

Escribe Tu Verdadera Historia

Te invito y te animo a escribir TU vieja historia, la que estás acostumbrado a contar y oír de ti mismo. Luego echa un vistazo hacia atrás por tu vida, selecciona eventos distintos para recalcar, y **reescríbela como tu Verdadera historia.** Juega con ella un poco. ¿Cómo se leería la historia de tu vida, como un drama contigo en el papel del creativo héroe/heroína lleno de aventura? ¿Como una comedia descubriéndote como el listo y sabio Kokopelli, el símbolo embaucador de la felicidad y la alegría? ¿Como un cuento de hadas desempeñando el papel del Príncipe Valiente o la Princesa? O incluso como el Rey o la Reina. ¿O el brujo o la Sacerdotisa? Lo que nos contamos se nos manifiesta en nuestras vidas.

Ahora crea una rutina de EFT para ti partiendo de la colisión de tu Vieja historia y tu Verdadera historia. Entreteje ambas historias en frases de preparación que te suenen bien para ti. Haz *tapping* sobre ellos, y por cualquier emoción y recuerdo que florezca.

Por ejemplo, empleando las historias de Don para dar algún ejemplo (tú puedes encontrar muchos más):

- **Aunque** me resulta muy difícil cambiar, *me acepto y acepto quien soy y elijo recordar que he cambiado muy a menudo y me he arriesgado mucho en mi vida.*

- **Aunque** he imaginado el cambiar con mucha angustia y conjeturas, repasando una y otra vez en mi cabeza cuáles serán los resultados, y que en la mayoría son negativos (así los veo yo), *me amo y me acepto de todas formas, y elijo acordarme y prestar atención a todas las ocasiones en que he cambiado y ha salido bien, fascinante, divertido y recompensador.*

- **Aunque** tenía una fobia de comprometerme, *ahora elijo comprometerme conmigo mismo, de expresar la Verdad de mi vida, en lugar de las expectativas que otros tienen de mí.*

• **Aunque** los espasmos de mi cuerpo podrían ser rabia enjaulada, y me he pasado la vida intentando sanarlos, *ahora al aceptar quien soy realmente en mi interior, puedo oír el mensaje que intenta enviarme mi cuerpo: esta es la colisión entre la vieja historia que creía que tenía que vivir, y la Verdadera historia que está creciendo en mi interior. Ahora elijo abrir la jaula y liberar a mi espíritu.*

• **Especialmente porque** he pensado que el cambiar es muy difícil, y en muchos casos imposible para mi, *ahora me alegro de que este aparente defecto ha llamado mi atención y ahora elijo utilizarlo para abrirme el camino hacia el Ser mi Excelencia.*

Cambia la Forma de Tu Vida

Es perfectamente posible cambiar la forma de tu vida utilizando EFT. En mi libro, **The 8 Master Keys to Healing What Hurts, (***Las 8 Llaves Maestras para Sanar lo que Duele***),** comparto la poderosa historia de sanación de Leila que se entreteje a lo largo del libro. Leila se sanó después de 20 años padeciendo una fibromialgia grave y debilitante con el diligente uso de EFT y su luminoso espíritu persistente. ¡Aquí no hay ninguna 'maravilla de un minuto'! Pero ahora su vida ha tomado una forma muy distinta.

El mundo responde a nuestros pensamientos y sentimientos, dando forma a la vida alrededor nuestro. Leila aun está aprendiendo a abrirse continuamente a esta nueva forma, su Verdadera historia, día a día. Puedes ver su progreso en este e-mail que recibí recientemente:

"La semana que viene voy a visitar a mi madre para ayudarla con su recuperación – cirugía de la rodilla – a los 82 años de edad. Mi intención es que sea una buena visita, y espero que salga bien de la operación.

En Alcohólicos Anónimos finalmente he llegado al lugar de mi 'crecimiento' cuando llegó la hora de hacer las paces con mi madre por todas las ocasiones en que le he causado dolor – es importante que realice el 9º paso con ella sinceramente – AUNQUE ella no responda con NINGUNA admisión de error por su parte.

No debo esperar nada – de hecho debo estar preparada para justo lo contrario (más comportamiento hiriente hacia mí por su parte.) Para ello hará falta mucho coraje y ayuda de mi fuerza superior. No puede ser un esfuerzo 'simbólico' por parte mía.

Así pues, cuando regrese, estaré LISTA para tu teleclase – ¡de eso puedes estar segura! (Ay – acabo de pillarme anticipando estar 'disgustada' cuando regrese – ¡chasquido! – ¡¿qué decía sobre el programarme a mi misma?!)

La verdad es que voy a tropezones.

Sinceramente quiero tener una conexión cariñosa con mi madre. Las lecciones de mi vida me han mostrado en numerosas ocasiones, que las cosas saldrán de maneras maravillosas que no puedo ni imaginar si simplemente suelto todo y mantengo la fe – y no el miedo. Esto tiene que ser cierto – lo he visto una y otra vez - ¿porqué no ahora con mi relación más difícil?

YO soy la que tiene que soltar (y sacar con el *tapping*) todas las viejas heridas. Es hora de hacer *tapping* por 'estas viejas heridas', y este 'miedo a mi madre', y para especificar aun más con algunos recuerdos especialmente difíciles. Entonces no sentiré ansiedad sobre encontrar el momento adecuado para decirle a mi madre cuánto siento todo el dolor y la preocupación que la he causado.

En lugar de ello no anticiparé más que alegría desde el principio del viaje hasta el final – todos los días – no importa qué. La costa está tan bonita en esta época del año – les llega la primavera muy temprano. Y yo podré ver a un par de mis hijos, lo que será maravilloso – Y disfrutaré de unas vacaciones de mi trabajo aquí – y ¡¿quién sabe que cosas tan INCREÍBLES pueden pasar?!

Todo esto es tan asombroso. Muchas gracias, Rue – tu petición de compartir mis palabras contigo me ha ayudado a darme cuenta de que si empleo un poco más de tiempo en esto antes de mi viaje, podré estar mucho más tranquila conmigo misma. No solamente enfrentándome a la situación – sino realmente calmada.

"Todo este proceso ha ido más allá de cualquier cosa que jamás podría haber imaginado"

"¡Estoy cambiando cómo defino la Perfección!"

Capítulo 10

Honrando a tus Ángeles Oscuros

No importa los problemas a los que nos enfrentemos, el aprender a descubrir la intención positiva en una persona o situación seguramente es la práctica espiritual más poderosa y alentadora que se me ocurre.

Seguramente has oído hablar de los 'Reversos Psicológicos' y 'saboteadores emocionales'. Quizás sabes que la frase preparatoria de EFT está diseñada para tratar esos reversos. Yo lo veo como nuestra bondad interior distorsionada, que a menudo se muestra disfrazada como problemas en nuestras vidas.

En algún momento de nuestra historia personal, cierto comportamiento, síntoma, o sistema de creencias parece ser el más adecuado, o el más seguro o quizás incluso la única opción para nosotros. Puede que siga operando en nosotros ahora. Parece que es quienes somos ahora, nuestra identidad. No lo cuestionamos. Seguimos adelante con ello. Quizá estemos tan acostumbrados a hacer/ver/sentir/ de esa manera que ni siquiera nos dimos cuenta de cuándo el sabotaje empezó a causar más problemas de los que solucionaba.

Pero muy profundamente en el interior de este comportamiento o pensamiento o dolor, aun brilla la necesidad y el deseo y el *merecer* la seguridad y el abrigo

estrategias profundamente desenfadadas para desatascar cosas atascadas

que aun intentamos conseguir para nosotros mismos. Se muestra distorsionado en un problema ahora, pero hay bondad en su centro.

Un problema puede ser como un Ángel Oscuro en nuestra vida

Cuando 'no funciona' EFT a menudo es porque aun no hemos identificado la intención positiva que está detrás del problema. Cuando te sientes atacado por una aparente emoción, comportamiento, síntoma o creencia negativa, haz las siguientes preguntas – y ¡espera respuestas interesantes! Convierte a toda la información que surge en frases preparatorias para hacer *tapping*.

- ¿Cuál podría ser la intención positiva de esa emoción/comportamiento/sentimiento?
- Si la parte de ti que controla ese comportamiento estuviese intentando conseguir algo de ti, ¿qué sería?
- Esto sí que llama mi atención. ¿Qué podría tener de bueno?
- ¿En qué contexto podría ser esto un comportamiento útil?
- Si la parte de mi que controla este síntoma/comportamiento tuviese acceso a otras estrategias más poderosas y mucho más efectivas para conseguir la seguridad/protección/amor/atención que ha intentado lograr para mi, ¿estaría interesada?

Mmmmm... ¿qué más podría yo hacer para

101

conseguir lo que realmente quiero? ¿Debo mantener el dolor para asegurarme que aprenderé la lección?

Hice una sesión telefónica con una mujer que hizo una pregunta maravillosa relacionada con la sanación de un dolor crónico. Ha sufrido de fibromialgia durante 20 años. Esta era nuestra primera sesión, y ella empezaba a explorar EFT como una modalidad de tratamiento. Había hecho un poco por su cuenta, pero no había trabajado con ninguna otra persona antes de utilizar EFT en nuestra sesión.

Después de enterarme un poco de sus preocupaciones, le pregunté ¿cuál era el síntoma o dolor en particular con lo que quería trabajar ahora? Bien, dijo, primero tenía una pregunta a la que necesitaba respuesta antes de empezar.

¿Existe alguna posibilidad, preguntó, de que EFT puede usarse como una 'estrategia de aversión'? Le pregunté que qué quería decir con eso.

"Yo creo que la vida hay que experimentarla", dijo muy seriamente, "No quiero simplemente quitarme el dolor si eso significa tomar la salida más fácil. ¿Hay una lección para mi aquí que me perderé si EFT logra quitarme el dolor? ¡Yo quiero evolucionar! No quiero fomentar la pereza. No quiero no ser proactiva."

Eso me llegó al corazón. Aquí estaba, habiendo sufrido dolor durante 20 años y estaba dispuesta a continuar si el tener dolor todavía tenía algo que enseñarle. ¡Solamente una persona muy fuerte y decidida podría decir algo así!

O – alguien que "sacaba algo" de aguantar el dolor.

¿Cuántos de nosotros creemos que debemos aguantar grandes desgracias para poder evolucionar hacia nuestras intenciones espirituales superiores? Mientras que me sentía honrada por su deseo de aprender y evolucionar, pensé que su fuerza y voluntad de 'aguantarlo todo en nombre del crecimiento' estaban gravemente equivocados.

Personalmente no creo que debamos sufrir PARA aprender. Sí creo que nuestro sufrimiento está para llamarnos la atención, y hacernos saber que hay algo torcido en nuestro sistema personal de creencias.

Pero quiero presentar el pensamiento herético de que podemos aprender con la misma facilidad; mejor incluso, cuando estamos relajados y cómodos e ilusionados con las posibilidades creativas en lugar de echar la mirada hacia atrás a todo aquello que no hemos hecho de manera perfecta. En mi opinión, el sufrimiento rara vez sirve a una intención superior. No creo en el dicho "¡Quien algo quiere, algo le cuesta!"

Si esta mujer ha estado sufriendo dolor durante 20 años, ¡desde luego que no está tomando la salida más fácil! No es perezosa. Pero su fuerza y su firmeza están equivocados. Intenciones positivas, mala estrategia.

Seguir en la Brecha...
Pero Siguiendo Instrucciones Viejas

Volviendo al punto sobre conseguir algún beneficio por soportar el dolor, me recuerda a una historia que escuché sobre los soldados Japoneses de la Segunda Guerra Mundial.

En su libro, **The Heart of the Mind (El Corazón de**

la Mente), Connirae y Steve Andreas hablan sobre las guarniciones de los soldados Japoneses que permanecieron sobre miles de minúsculas islas en el océano pacífico. La mayoría de estas guarniciones fueron desmanteladas después de la guerra, pero habían tantos que algunos no fueron identificados.

Los soldados en estas islas a menudo se instalaron en cuevas, luchando por sobrevivir y veraces a su misión de proteger y defender su patria. Mantuvieron sus uniformes andrajosos y sus armas oxidadas todo el tiempo que pudieron, deseando ser reunidos con su comando central. Aun treinta años después de que finalizara la guerra, nativos, turistas, y/o barcas de pesca encontraban a estos pocos soldados que permanecían.

Considera la situación de tales soldados.

Los Andreas dicen:

"Su gobierno les había llamado, formado y enviado a una isla llena de junglas para defender y proteger su pueblo contra una gran amenaza externa. Como ciudadano leal y obediente, había sobrevivido a muchas privaciones durante los años de la guerra. Cuando la marea de la batalla les había pasado de largo, se quedaron solos o con algunos pocos compañeros. Durante todos esos años, habían continuado la batalla de la mejor manera que podían, sobreviviendo contra adversidades increíbles. A pesar del calor, los insectos y las lluvias de la jungla, siguieron, aun leales a las instrucciones dadas por su gobierno hacía tantísimo tiempo."

Los autores preguntan, "¿Cómo se le debe tratar a semejante soldado cuando es encontrado? Sería fácil ridiculizarle, o llamarle estúpido por continuar luchando

una guerra que había finalizado hacía 30 años.
Pero el gobierno Japonés, bendito sea, tomó una postura muy distinta con estos viejos soldados.

Los Andreas continúan:
"En lugar de ello, cuando se encontraba a uno de estos soldados, el primer contacto siempre se hizo de manera muy cuidadosa. Algún individuo que había sido un oficial Japonés importante durante la guerra sacaba su viejo uniforme y espada samurái del armario, e iba en un viejo barco militar hasta la zona en donde se había visto al soldado.

"El oficial caminaría por la jungla, llamando al soldado hasta encontrarlo. Al encontrarse, el oficial le daría las gracias al soldado, con lágrimas en los ojos, por su lealtad y coraje al continuar defendiendo a su país durante tantos años. Entonces le preguntaría sobre sus experiencias, y le daría la bienvenida a casa.

"Únicamente después de pasado algún tiempo se le diría con mucha ternura que la guerra había terminado y que su país de nuevo disfrutaba de la paz, así que ya no tendría que luchar más. Al llegar a casa se le recibiría como a un héroe, con procesiones y medallas y muchedumbres que le daban las gracias y celebraban su ardua lucha y su vuelta a casa y la reunión con su gente."

"¡Me di cuenta de que algunas partes de mí son igual a esos soldados!"

Les conté esta historia a una clase de personas que aprendían a usar EFT. Al terminar, vi que una mujer tenía lágrimas cayéndole por la cara. Le pregunté si estaría dispuesta a compartir qué estaba sintiendo. Dijo:

"Sentía tanta lástima por esos soldados, y me llegó al corazón cómo fueron tratados, y entonces me di cuenta de que es así como debo tratarme a mi misma. Hace ya tanto tiempo que he ridiculizado o criticado o intentado encerrar todas esas partes de mí que reaccionan de manera tan automática y atascada, por las que no me gusto.

"Podía ver cómo esas partes de mí son como esos soldados. Cuando era pequeña, puede que funcionasen los pataleos o el llanto, de alguna manera, pero esas maneras de tratar a los tiempos duros o personas difíciles ya no funcionan. ¡Ahora lo único que hacen es empeorar las cosas! Y entonces simplemente me aguantaba y callaba. Eso tampoco funciona.

"Sigo luchando en batallas que hace mucho han finalizado, y luego luchando conmigo misma por hacerlo. ¡Pero parece que ahora no puedo parar! ¡Me enfado tanto conmigo misma! Pero al escuchar esa historia me doy cuenta de que hay partes de mí que simplemente han intentado protegerme y mantenerme segura, y que han estado haciendo lo mejor que podían. Pero solo tienen esos uniformes andrajosos y armas oxidadas que ya no funcionan.

"Una parte de mi seguramente está pensando, he sido así desde hace tanto tiempo, pienso que simplemente es quien soy. Y luego

estrategias profundamente desenfadadas para desatascar cosas atascadas

> viene la pregunta aterradora - ¿quien sería yo sin esos comportamientos? ¿Cómo sé quién soy realmente?
>
> "Por lo menos ahora se que debo, y puedo, honrar a esos soldados en mi. Simplemente hacían lo mejor que podían. Tenían buenas intenciones. Intentaban protegerme cuando sentía que no me podía proteger yo sola. Una vez que les haya honrado por lo que intentaban conseguir para mi, quizás puede encontrar otras maneras, mejores, de conseguir aquello que realmente deseo en mi interior."

¿Cuales son tus Caballeros de Noble Armadura?

Algunos de nuestros 'soldados interiores' comunes que han estado haciendo horas extras durante mucho tiempo, nos han querido proteger de aquello que nos da miedo. Pueden aparecer en nuestras vidas como dolor, o enfermedad, o alergias, o trabajo adicción, o adicciones, o ira, o exceso de peso, o obligaciones, o hipersensibilidad, o ...

Puede que estos soldados estén intentando protegernos de:

- responsabilidad
- situaciones nuevas
- ser vistos

- fracaso
- éxito
- sentirnos abrumados
- ser pillados
- perder amor
- estar sobre-estimulados
- perder ingresos garantizados
- conseguir un empleo
- parecernos a nuestros padres

Cuando 'no funciona' EFT, mira a estos ejemplos de soldados interiores quienes intentan ayudar.

Haz *tapping* por la resistencia y el miedo.

Aquí hay algunas preguntas que puedes hacer que podría ayudarte a descubrir qué quieren TUS Ángeles Oscuros para ti. Empléalos en tus frases de preparación EFT.

Pregunta a tu interior:

- Tú, esta parte de mi que controla este (enfado, miedo, abrumamiento, o...)_____. ¿qué intentas conseguir para mí?
- ¿Cuáles son los beneficios para mi al sentir/actuar de esta manera?
- *Si no tuviese este* _____, *¿qué perdería?* ¿Cuál sería el lado negativo?

Haz estas preguntas para profundizar aun más:

- Así que si yo tuviese _____ (lo que intento conseguir), ¿que me aportaría eso que sería aún

estrategias profundamente desenfadadas para desatascar cosas atascadas

más importante?

O:

• Cuando tenga _____ (lo que intento conseguir), ¿de qué manera me beneficiará?
• ¿Qué posibilidades existen ahora?

Si sigues haciendo estas preguntas frecuentemente, las respuestas profundizarán más. Escucha a tus respuestas.

Quizás lo que realmente quieres es atención, no sanación. De hecho, mi mente inconsciente puede estar pensando, si sanase, ¿aun recibiría tanta atención?

¿Quizás ansío el drama en mi vida que crea el tener el problema?

Quizás estoy pensando inconscientemente que si funciona EFT ya no tendré excusa para: cuidarme/meditar/leer/acudir a clases de auto-ayuda/tomar vacaciones/o ver a todos esos terapeutas de modalidades de sanación.

Quizás el problema que se presenta es una pista falsa o cortina de humo delante del aspecto(s) verdadero. ¿Sobre qué me impide pensar o sentir?

Quizás lo que quiero en realidad es un 'debería', adoptado para complacer a otra persona.

Quizás haya estado trabajando sobre la ira, pero en realidad es un encubrimiento para el miedo. (O has estado trabajando sobre miedo, pero en realidad es un encubrimiento para el lamento. O has estado trabajando sobre la tristeza, pero es un encubrimiento para la ira. O...)

¡Mantente alerta a las posibilidades!

Puedes insertar la intención positiva a la frase preparativa EFT de elecciones.

He hecho algunos, siguiendo a mi intuición para la fraseología. Inténtalo tu. El hacerlos te dará una pista sobre la verdadera, profunda intención que se está distorsionando y que se muestra como un comportamiento limitante.

"Aunque no quiero superar este problema, y me resisto con todas mis fuerzas a superarlo, me amo y me acepto de todas formas, y elijo encontrar mejores maneras de mantenerme a salvo."

"Aunque estoy demasiado enfadado para superarlo, me amo y me acepto, me perdono por estar tan enfadado, y elijo aprender a mantenerme firme de maneras que me sientan mejor."

"Aunque seré demasiado vulnerable si supero este problema, me amo y me acepto de todas formas, y elijo estar sorprendido por lo fácil que es descubrir mi propia fuerza interior."

"Aunque me puedo convertir en persona poderosa y tener éxito si sano esto, y eso realmente me asusta porque a la gente poderosa y con éxito se les tira por tierra por ser egoístas — por lo menos eso cree mi familia, me amo y me acepto de todas formas, y elijo actuar con fuerza y éxito de manera que incluye a otras personas y refleja su fuerza. Puedo ser humilde y fuerte al mismo tiempo."

Una Poderosa Práctica Espiritual

Siempre asumo que si hay algo que bloquea el flujo del espíritu por una persona hacia manifestar lo mejor que tiene de la manera más completa posible, ese bloqueo tiene alguna intención positiva. Lo imagino como una parte de nosotros que siempre ha estado intentando conseguir algo para nosotros, usualmente la seguridad o la protección. Es como un caballo con anteojeras, un poni resuelto de un solo truco. Esta parte solo sabe esta única estrategia, y está enganchado en la posición de ENCENDIDO. No se da cuenta de que ahora te causa problemas. Solo se da cuenta de que aquello de lo que desesperadamente está intentando protegerte está empeorando, por lo que aplica su estrategia con aun más intensidad.

Hago la pregunta, "Ahora bien, si esta parte de ti tuviese acceso a otras estrategias más poderosas y mucho más efectivas para conseguir la seguridad/protección/amor/atención que intenta conseguir para ti, ¿estaría interesada?" La respuesta siempre es, sí.

Todas estas preguntas hace posible tomar la receta básica de EFT y diseñar fraseologías elegantes que llegan a las partes de nuestro psique escondidas, utilizando las palabras precisas que son las llaves maestras para liberar a esas partes que han estado enjauladas.

Las preguntas de la 'intención positiva' y ¿Dónde lo sientes en el cuerpo? son las dos preguntas que hago más a menudo, especialmente si alguna objeción parece bloquear el crecimiento. Las utilizo una y otra vez, en todos los contextos posibles. Son infinitamente útiles.

Aquí hay otra pregunta genérica que se puede hacer

cuando una persona ha empezado a abrir la puerta hacia el flujo de cambio interior, y como un nuevo sentido de dirección y elección. Es," Cuéntame algún momento en tu pasado cuando te sentiste positivo de esta manera, o realizaste esta acción de bondad." El propósito aquí es desvelar al cliente que SIEMPRE ha tenido esta capacidad para ser listo, creativo, cariñoso, firme, compasivo, incluso – *especialmente*, hacia ellos mismos.

Quizás toda la jaula en la que te has sentido encerrado haya tenido una intención positiva. Ha llamado tu Atención.

¡Es una revelación descubrir que siempre
has sido bueno!

Capítulo 11
EFT para POBRE de MI

Hace algunos días me resbalé en el hielo, tuve una fuerte caída, y me rompí la muñeca.

Empecé a hacer *tapping* a los pocos segundos de caerme. Me quedé tumbada sobre el camino en shock y dolorida, bajo la nieve que caía en el parque desierto, sola excepto por mis dos perros que me rondaban intentando ayudar. En cuanto me di cuenta que por lo menos no me había roto una pierna o cadera, y que podía mover el brazo que no sujetaba la correa de los perros, simplemente hice *tapping* y más *tapping* en los puntos más básicos del rostro y la coronilla. Estaba utilizando la punta del pulgar del guante de la única mano que tenía disponible, la que dolía.

Sufría shock y no estaba muy coherente, así que no me preocupé con las frases preparatorias. Simplemente repetía cualquier cosa que me entraba en la cabeza, sobre todo lo que sentía. Una y otra vez mientras hacía *tapping*, decía, "este dolor," "me he caído," "en shock," "he dañado mi mano," "no sé si me puedo levantar," "ayúdame por favor, (oración genérica)," "ayúdame por favor", "me alegro de no haberme golpeado la cabeza", "todo me duele", "cuerpo en shock," "ayúdame por favor ..."

Seguí haciendo *tapping* así hasta estar lista para intentar sentarme, e hice más *tapping* hasta estar lista para intentar incorporarme, y seguí haciendo *tapping* mientras intentaba caminar arrastrando los pies. No estaba cerca de mi casa, así que continué con ese rollo diciendo las frases de *tapping* mentalmente, sujetando mi mano dolorida contra mi pecho, arrastrándome con cautela por la nieve mientras sujetaba a unos perros excitados.

El *tapping* se convirtió en una forma de oración

Me costaba demasiado esfuerzo hacer *tapping* bien, ni siquiera mentalmente, sobre los puntos exactos. Suponía que mi cuerpo conocía mi intención. Las frases se convirtieron en una forma de oración mezclada con elogios y ánimos para mi cuerpo: "tranquilo cuerpo," "deja que esto sea fácil," "cuidado cuerpo," "lo estás haciendo muy bien," "duele la mano," "da miedo andar por la calle resbaladiza por la nieve," "lo puedes hacer," "un paso detrás de otro," "tranquilos perros," "despacio perros," "todo duele," "tranquilo cuerpo," "casi llegamos," "despacio y tranquilo..."

Aun en estado de shock, era consciente de lo importante que era evitar echarme la culpa, llamarme estúpida, estar enfadada conmigo misma por resbalarme, o incluso por aventurarme a salir en la nieve. Sabía que la forma en que me hablara sobre el hecho tendría efectos importantes sobre mi experiencia y mi sanación.

Aun así, mi mente no tardó en desplazarse hacia... "que año tan lleno de retos ha sido éste para mí personalmente ... y ahora esto ... no es justo ... ya han pasado tantos cosas ... ya era demasiado, abrumador, y ahora esto ..." Empecé a incorporar esas frases y surgieron las lágrimas, al principio cuando yacía en el suelo después de la caída, y luego al caminar, y en los días siguientes siempre que sentía esos sentimientos y surgían esos pensamientos. Y surgieron.

Tapping para Urgencias

Continué con este proceso de *tapping*-oración-ánimo de camino a Urgencias (afortunadamente mi marido estaba en casa y me pudo llevar en coche hasta allí), en la sala de espera, e incluso en mi mente mientras el médico manipulaba mi muñeca y el técnico me hacía rayos-X desde todos los ángulos.

El escayolarme fue otra oportunidad para hacer *tapping*. Podía sentir cómo mi cuerpo retrocedía de miedo, sintiéndose atrapado y claustrofóbico. *(Aunque mi cuerpo se siente asustado y claustrofóbico y atrapado por la escayola, me amo y acepto mi cuerpo y elijo permitir que este proceso sea fácil y cómodo. Recuerdo que esta escayola es para ayudarme a sanar y protegerme de daños mayores…)*

También utilicé EFT regularmente en los primeros días para controlar el dolor, además de tomar el remedio homeopático Árnica, y el Remedio de Rescate de las Esencias de Flores Bach. No tuve necesidad de analgésicos después de las primeras dos noches de tomar Ibuprofeno para conseguir poder dormir.

Os explico este proceso en detalle con la esperanza de que os acordaréis de hacer *tapping* de la misma manera si os encontráis en una situación de emergencia. Ayuda saber que no siempre tenéis que usar la estructura precisa de preparación. Cuando tu mente, cuerpo y emociones están asidos por una fuerte experiencia , simplemente basta con hacer *tapping*. Haciendo *tapping* continuamente, mientras te hablas sobre lo ocurrido y de tus emociones puede ser muy efectivo en el momento. Quiero decir un poco más sobre el efecto del sufrimiento sobre el dolor. Por sufrir quiero decir la historia de preocupación y 'pobre de mí' que nos decimos cuando algo malo nos pasa.

Como dicen los Budistas: "El dolor es inevitable; el sufrir es opcional."

Aquí tenemos una palabras de la Dra. Nancy Selfridge sobre el dolor y el sufrimiento. Este pasaje es de la transcripción de una presentación que ella y yo dimos en la conferencia de la 'Association for Comprehensive Energy Psychology' (Asociación para la Psicología Energética Integral) hace algunos años:

La Diferencia Entre el Dolor y el Sufrimiento

"Cuando hablamos de un complejo proceso neurofisiológico en el cerebro, debemos comprender la diferencia entre el dolor y el sufrimiento. Todos los seres humanos tienen una amplia gama de tolerancia al dolor. Puedes dar un susto a alguien y dirán, "Ah, pequeña agitación." Y otra persona dirá, "¡AY!" ¿Verdad?

El susto no es la diferencia. La diferencia es la experiencia del susto. Ahora tenemos estudios funcionales de MRI, (Imagen por

Resonancia Magnética) que muestran que individuos que dicen tener mucho dolor tienen hiperactividad en el córtex pre frontal derecho, el gyrus cingulado anterior y la amígdala. Yo las denomino las zonas de sufrimiento del cerebro. Toda clase de gente con estímulos dolorosos tendrán la misma actividad en la zona del cerebro que registra sensación y dolor. Tendrán la misma apariencia en el MRI. Pero las personas que dicen tener más dolor, incluyendo a vuestros pacientes con fibromialgia y dolor crónico, y aquellos con un temperamento altamente sensitivo, tienen hiperactividad en la zona de sufrimiento del cerebro. Esto es un hecho notable.

Dietrich Klinghardt es un bien conocido ortopeda y neurocientífico. Habla en su literatura sobre individuos quienes han sufrido daños al lóbulo frontal y pueden contar cuánto dolor están sintiendo y dónde está, completamente separado de una sensación de sufrimiento.

Hay que tener un neo-córtex intacto para tener la experiencia de sufrimiento. Cuando les digo esto a mis pacientes doloridos, me dicen "¿Puedes quitarme el neo-córtex?" Les digo, "¡Ah, pero entonces quitaríamos muchas más funciones cerebrales que solamente la habilidad de tener pensamientos de sufrimiento!"

El Uso de la Terapia de Energía

Y bien, ¿cómo funcionan las intervenciones, si es que funcionan, si utilizamos una terapia de energía? Yo creo que cuando cambiamos nuestras pautas de pensamientos veremos cambios en el flujo electromagnético en el sistema límbico de nuestros cerebros. Podemos utilizar algunos enfoques cognitivos pero también podemos manipular energías sutiles. Creo que éstas ayudan a deshacer viejas pautas neurológicas establecidas que se traducen en dolor.

Pacientes me preguntan, ¿cómo funciona esto? Yo les digo que es algo así como hacer una desfragmentación en su ordenador. Sea lo que sea lo que te haya sucedido que ha motivado el problema real en tu cerebro y ha creado hiperactividad en la zona de sufrimiento ... esta zona es algo caótica y fragmentada con la información que contiene. Cuando hacemos EFT es como realizar una buena desfragmentación. Parece ser un modelo que quizás no es muy preciso, pero funciona.

Control del dolor = control de la historia de la vida = control del dolor

Dicho de otra manera, nos estamos contando una historia mental y emocional constante sobre lo que ha ocurrido y lo que significa para nosotros y lo que dice de nosotros. Esta historia puede tener un efecto sobre cuánto dolor sentimos y durante cuánto tiempo.

Así pues, ¡el utilizar EFT para cambiar la historia de la vida puede cambiar la vida! ¡Literalmente!

Celia solía tener un marco negativo alrededor de todo

Escuchad las sabias palabras de Celia, quien ha pasado los últimos dos años usando EFT para re-escribir dramáticamente la historia de su cuerpo sobre el dolor y el sufrimiento:

"Relativo a 'Reframing' (Cambiando el Marco) - cuando estuve enferma, (fibromialgia, fatiga crónica y trastorno de estrés postraumático) me encontré con que toda la experiencia de mi vida tenía un enorme marco negativo a su alrededor – y todo cuanto pensaba entraba dentro de ese marco de alguna manera – incluso mis 'pensamientos más positivos'.

"No fue hasta que empecé a aprender – muy lentamente en un principio – a poner las cosas en marcos positivos que empecé a sanar. Así que, mirando por la ventana - confinada a casa – con tanto dolor – solía pensar – "¡¡estoy TAN enferma – y tengo TANTO dolor – no me EXTRAÑA – después de todo lo que he PASADO!!"

"Entonces empecé a aprender cómo mirar por la ventana –y ver quizás una hoja o una nube o ¡¡incluso una ramita!! Y me concentraba – realmente me concentraba – sobre la belleza de lo que veía, y pensaba "¡Vaya! ¡Soy TAN afortunada! ¡Y TAN agradecida por todo cuanto he pasado!"

Enfocando sobre la belleza en lugar del dolor

"Las 'sustancias químicas' que producía mi cuerpo cuando me convencía para enfocar sobre la belleza en vez del dolor – gradualmente – a veces solo durante algunos minutos – CAMBIARON – hasta que lentamente, muy lentamente, resultó más fácil y más automático mantenerme en lo positivo durante más y más tiempo.

"Cuando recaía – lo cual sucedía bastante a menudo al principio – solo tenía que empezar a hacer *tapping* – (cuando finalmente me daba cuenta de que había recaído) :-) tap, tap, tap:

"¡Aunque lo estoy haciendo OTRA VEZ! SIGO viendo las cosas a través de lentes turbias! Me amo y me acepto PROFUNDA y COMPLETAMENTE de todas maneras…," *haciendo tapping por los pensamientos negativos – (¡SI mi resistencia al tapping me permitía hacerlo!) – ¡lo cual es otra historia distinta!*

"Además, en un momento determinado incluí a mi 'adicción al pensamiento negativo' y mi 'adicción al miedo' en los 12 pasos y fui bendecida con más milagros.

"Así que ahora he aprendido que si me permito retroceder, recaer en enmarcar las cosas negativamente, el dolor empieza a volver.

¡Obtengo una reacción instantánea por

> tener pensamientos lúgubres!
> ¡¡Menuda motivación!!

Cuidaros bien

Daros permiso para eliminar o cambiar
CUALQUIER COSA que esté a vuestro
alcance para que vuestras vidas se
desarrollen de manera más suave y fácil.

¡Haced lo que podáis para enmarcar
vuestros días con belleza!

EFT puede ayudar.

Capítulo 12:
Aprende y Utiliza EFT

¿Qué es EFT?

*EFT es una técnica de auto-sanación rápida,
muy efectiva y fácil de aprender.*

En primer lugar, acuérdate de esto:

*Todo dolor crónico – sea físico, emocional o
mental – trata de la historia que nos contamos
a nosotros mismos sobre nuestras experiencias.*

Yo enseño un método fácil de aprender para disolver ansiedad y estrés, dando alivio a dolor tanto físico como emocional, liberando miedos y creencias limitantes o negativas de cualquier tipo. Se basa en los cinco mil años de estudios prácticos en la Medicina China sobre la manera en que el sistema energético del cuerpo es afectado por las emociones negativas.

Este método funciona literalmente en cuestión de minutos, reemplazando angustia emocional con una forma de paz, calma o confianza.

En esencia, EFT es como yoga para las emociones y el espíritu, o una versión psicológica de la acupuntura pero sin necesidad de agujas. EFT trata de hacer *tapping* (un golpeteo suave) en los puntos de alivio de estrés del cuerpo con las yemas de los dedos, puntos que instintivamente tocamos o frotamos de todas formas cuando estamos disgustados, como alrededor de los ojos y en el pecho.

Características:

• Los resultados normalmente perduran.
• El proceso es relativamente suave.
• La mayoría de la gente puede aplicar las técnicas por si mismos.
• No es caro de aprender y utilizar, y fácil de enseñar en un grupo mientras se mantiene privacidad individual.
• A menudo aporta alivio para dolor físico y emocional, dolores de cabeza y ansias adictivas.

Situaciones en las que ha sido de utilidad:

• EFT ha sido probado científicamente ser efectivo en la Veterans Administration (Administración de Veteranos) con muchos de nuestros Veteranos de la Guerra de Vietnam.
• Ha sido útil en programas de pérdida de peso y también ha asistido a estudiantes con 'bloqueos de aprendizaje'.
• EFT ha dado beneficios notables en muchos campos de rendimiento como los deportivos, música y charlas públicas. Gente que medita encuentra que EFT le permite ir 'más

123

profundamente' y profesionales de la salud mental están informando de mejorías dramáticas en el bienestar de sus clientes.

Para más información:

EFT no lo hace todo para todo el mundo y aun está en época experimental. Sin embargo, los resultados clínicos de los últimos 5 años han sido impresionantes. Para más información, visita el sitio web de EFT: www.emofree.com. Es una labor de sanación maravillosa que es fácil de aprender, muy efectiva, y una herramienta de auto-ayuda fortalecedora que aporta la habilidad de despejar el camino hacia la paz interior y la pone claramente en tus propias manos. Creo que es mejor empezar con un practicante con experiencia durante algún tiempo para acumular experiencia y un sentido de cómo utilizar mejor estas técnicas creativamente para mayor eficacia. A partir de ahí, tu mismo puedes sanar tu propia vida.

"EFT es increíble tanto en su sencillez como su efectividad para disolver y liberar heridas emocionales y recuerdos dolorosos. He encontrado que es potente para sanar dolor emocional del presente (odio y rechazo de uno mismo) y para liberar el dolor de eventos del pasado.

"He notado una liberación de difíciles experiencias de mi infancia, y no únicamente que se sanaron, sino que me invistió de poder

> durante el proceso para que mis hábitos actuales de cuidarme mejor fueran reforzados y fortalecidos."
> (cita de una cliente)

La idea de que, al usar EFT, podemos tomar más responsabilidad por nuestro propio bienestar emocional y físico es más que excitante.

El Proceso EFT:
(los diagramas comienzan en la página 129)

La frase preparatoria:

A. Di las frases del 1 al 3 como serie completa tres veces mientras golpeas sobre el Punto de Kárate:

1. Aunque _____ (inserta tu propia frase aquí)_____
2. Me acepto profunda y completamente (o, si es para un niño: soy un niño genial, o cualquier otra frase apropiada)
3. y elijo _____(inserta tu propia frase aquí)_____

La Secuencia de Tapping:

B. Repite esta frase recordatoria (la esencia de la frase 'Aunque') mientras haces *tapping* sobre la cara y el cuerpo.

C. Repite la frase recordatoria, o la de 'yo elijo' mientras haces *tapping* por los puntos de la cara y el cuerpo.

Un ejemplo:

A. Golpeteando el Punto de Kárate:

1. Aunque no puedo dormir
2. Me acepto profunda y completamente
3. Y elijo dormir bien y despertarme refrescado.

B. Haciendo *tapping* por el problema:

Repite "no puedo dormir", "no puedo dormir", etc., mientras haces *tapping* sobre los puntos. Haz dos rondas como mínimo; haz más en caso de que sea necesario.

C. Haciendo *tapping* por la elección:

Repite "dormir bien", "despertarme refrescado", "dormir bien", despertarme refrescado", etc., mientras haces *tapping* sobre los puntos de la cara y el cuerpo.

Haz dos rondas como mínimo; haz más si sientes que es apropiado. Añade los Puntos de los Dedos y/o El Gamut para problemas persistentes.

En las siguientes páginas encontrarás ilustraciones de los puntos de *tapping*. De estos puntos, a los que más se refiere normalmente son; el Punto Kárate, los Puntos de Dolor, y los Principales Puntos de Tapping. También verás los Puntos de los Dedos, El Gamut, y el Procedimiento de la Prosperidad. Disfruta, y haz *tapping* para todo.

Recomendaciones de Tapping

El Punto Kárate:

Mientras que es aceptable utilizar el Punto Kárate en cualquiera de las dos manos, normalmente es conveniente hacer *tapping* en el Punto Kárate de la mano no-dominante con los dedos de la mano dominante. Por ejemplo, si eres diestro, harías *tapping* sobre la mano izquierda con los dedo de la mano derecha.

Intensidad de *Tapping*:

Haz *tapping* de manera sólida pero nunca tan fuerte como para hacerte daño o magullarte.

Hacer *tapping* y contar:

Golpetea unas 7 veces sobre cada uno de los puntos de *tapping*. A veces es difícil contar al mismo tiempo que repites tus frases mientras haces *tapping*, si haces un poco menos o un pocos más que 7 (de 5 a 9 por ejemplo) normalmente será suficiente.

© *Rue Hass 2008* *IntuitiveMentoring.com*
estrategias profundamente desenfadadas para desatascar cosas atascadas

Los puntos:

Cada meridiano de energía tiene dos puntos extremos en cada lado del cuerpo. No importa qué lado utilizas, y no importa si cambias de lado durante la secuencia. Por ejemplo, puedes hacer *tapping* bajo el ojo derecho y, más tarde en la secuencia, hacer *tapping* debajo del brazo izquierdo.

¿Qué mano?

Se puede utilizar cualquier mano pero la mayoría de la gente prefiere utilizar la mano dominante (es decir, la mano derecha si eres diestro). Haz *tapping* con las yemas de los dedos índice y segundo. Esto cubre una mayor superficie que solo haciendo *tapping* con un dedo, y te permite cubrir los puntos de *tapping* más fácilmente.

Extraído del curso de EFT de Gary Craig

Aprende a utilizar EFT y aplícalo a las muchas situaciones y síntomas de dolor, miedo, enfermedad y angustia que puedas tener en tu vida. ¡Utilízalo para crear una vida nueva y mejor para ti!

¡Ponte en **marcha** y prospera!

EL PUNTO KARATE

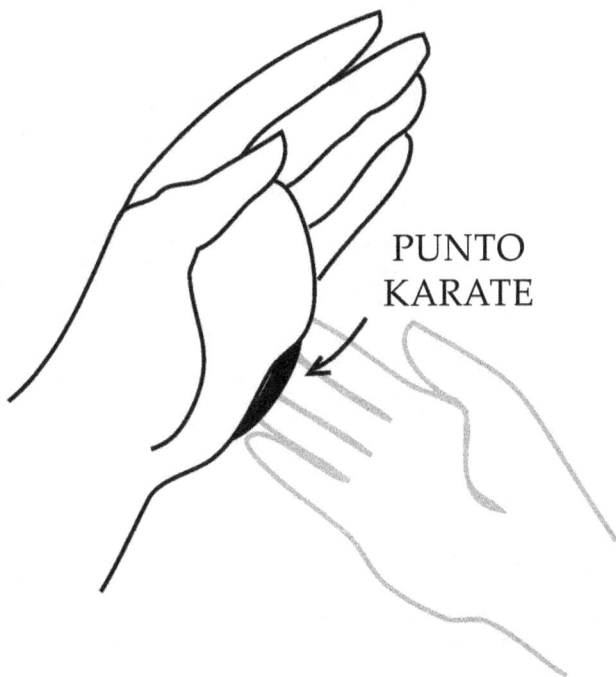

PUNTO KARATE

golpetea suavemente el Punto Kárate con las yemas de dos dedos, o bien con la parte interior de los dedos extendidos, de la otra mano.

LOS PUNTO DE
TAPPING

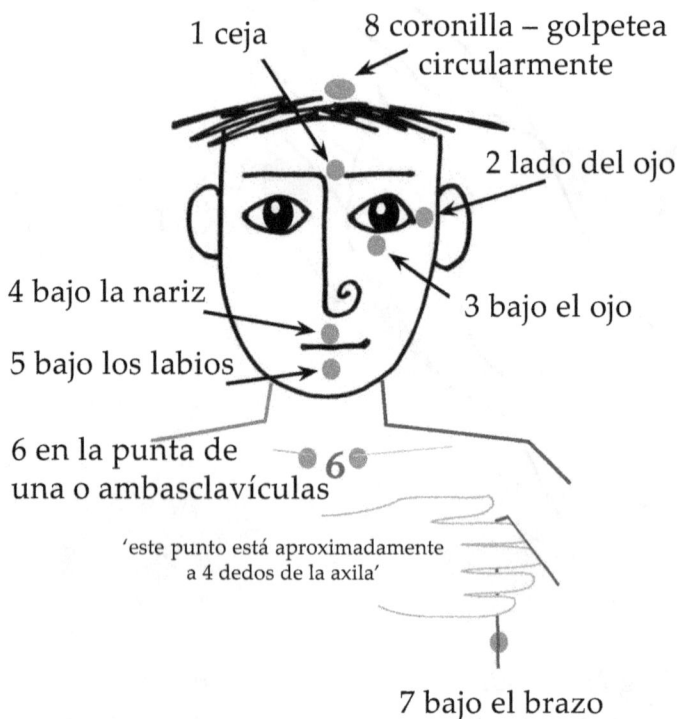

1 ceja

8 coronilla – golpetea circularmente

2 lado del ojo

4 bajo la nariz

3 bajo el ojo

5 bajo los labios

6 en la punta de una o ambasclavículas

6

'este punto está aproximadamente a 4 dedos de la axila'

7 bajo el brazo

130

LOS PUNTOS
DE LOS DEDOS

¡Utiliza estos puntos con el punto Gamut
para dar más fuerza a la sesión!

los puntos están justo
en los bordes de
las uñas

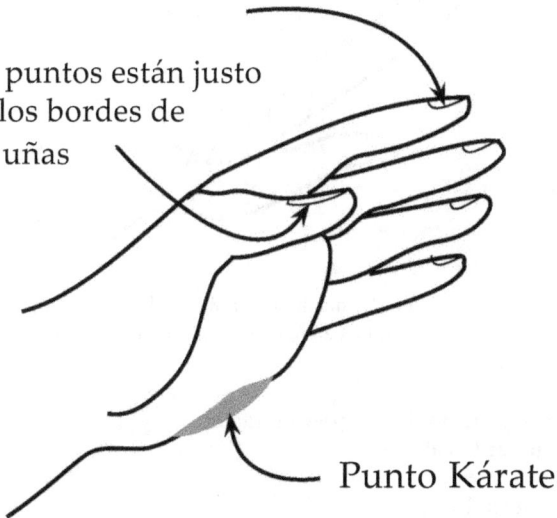

Punto Kárate

Empieza en el lado de la uña más cercana a ti,
luego golpetea en los puntos al borde de las
uñas de todos los dedos *con la excepción*
del dedo anillo.

Termina golpeteando en el Punto Kárate.

131

EL GAMUT O '9 PUNTOS'

Añade este paso después de hacer *tapping* en la cara y el cuerpo y/o los Puntos de los Dedos. Ayuda a restaurar el equilibrio entre el cuerpo y el celebro.

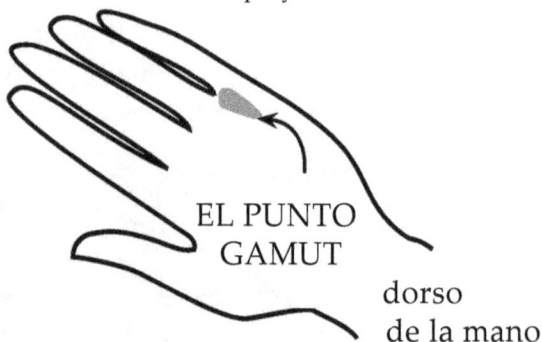

EL PUNTO
GAMUT

dorso
de la mano

Golpetea el Punto Gamut (la hendidura en forma de V en el dorso de la mano a la base de los nudillos entre el 3er y 4º dedo) mientras sigues los siguientes pasos:

Mirando hacia adelante (¡pero relajado!)
y **sin mover** la cabeza:

1. Cierra los ojos
2. Abre los ojos
3. Mira hacia la izquierda y hacia abajo todo lo que puedas (*¡solo los ojos!*)
4. Mira hacia la derecha y hacia abajo todo lo que puedas (*¡solo los ojos!*)
5. Aun sin mover la cabeza, haz una rotación de 360 grados con los ojos en una dirección
6. Haz una rotación de 360 grados con los ojos en la otra dirección
7. Tararea unas notas de una canción (por ejemplo, 'cumpleaños feliz')
8. Cuenta en voz alta hasta 5
9. Tararea algunas notas de una canción

EL GOLPETEO TEMPORAL
PARA LA PROSPERIDAD

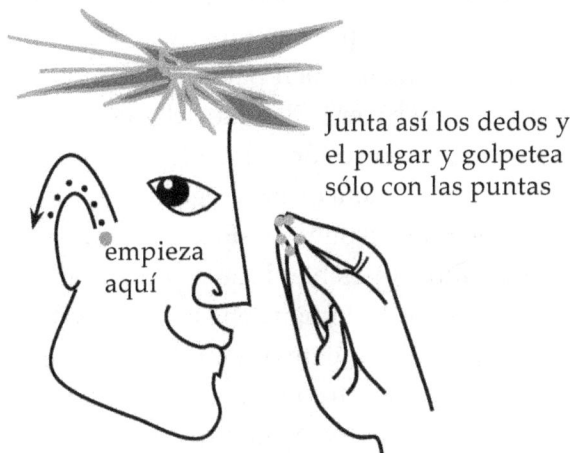

Junta así los dedos y
el pulgar y golpetea
sólo con las puntas

empieza
aquí

Junta las puntas del pulgar y los dedos
Empieza a golpetear en la oreja derecha
(*¡sólo la derecha!*)
en el punto en que deja de estar conectada con la cara
Golpetea justo al lado de la oreja, pero no sobre ella
Haz tres rondas de:
tapping hacia arriba y alrededor de la oreja,
finalizando a medio camino por detrás de la oreja
(tal como muestra el gráfico), repitiendo la siguiente
frase (o cualquier versión que te guste más):

Acepto gentilmente lo bueno, la alegría y la prosperidad
en mi vida, y todas mis necesidades está abundantemente
cubiertas, ahora y siempre.

La Frase de Prosperidad por Michelle Hardwick

133

Capítulo 13:
¿Cómo Sé Qué Decir con EFT?

Mi clienta, que padece fibromialgia, me dijo que el trabajo de EFT que hicimos juntas en mi consulta funciona realmente bien para ella, pero cuando llega a casa e intenta hacer EFT no se aclara con qué decir. Así que hicimos una sesión sobre el dolor que sentía en las piernas, y tomé nota de las preguntas que le hice y cómo utilizamos sus respuestas. Está claro que esto no cubre todo cuanto es posible decir o preguntar, pero podría ayudar a guiar a alguien con las mismas dudas.

Hazte las siguientes preguntas, y cualquier otra que se te ocurre. Escucha a tu interior. Presta atención a los pensamientos, preocupaciones, imágenes, sensaciones físicas y sentimientos que surjan. ¡Haz *tapping* para tus respuestas! Las frases que usamos para hacer *tapping* en esa sesión están en cursivas.

- **¿Dónde, específicamente, sientes el dolor?**

Parte superior de los muslos y las rodillas ("Aunque tengo dolor en...")

- **¿Qué parte es la peor?**

Mis rodillas son débiles, no puedo confiar en ellas

(Aunque mis rodillas son débiles ... Aunque siento que no puedo confiar en mis rodillas...)

* **¿Cómo lo describirías?**

Dolor ("Aunque tengo este dolor en ...")

* **¿Como qué?**

Como un dolor sordo
Las rodillas me duelen ("Aunque mis rodillas duelen...")
Como si mis músculos no tuviesen tono ("Aunque parece que mis músculos no tienen tono... ")

(Continúa a utilizar cada frase en cursiva de esta manera, a veces como frase preparatoria – "Aunque..." y a veces como frases para decir en cada punto)

(Nota: ¡no hay manera de hacer esto 'equivocadamente'! No puedes hacer daño, solo puedes hacer bien.)

* **¿Cuándo lo sientes? ¿Qué lo provoca?**

Cuando siento estrés y preocupación

* **¿Cuándo empezó?**

Exhausta por el ejercicio
Tensión en el cuerpo

* **¿Cuándo fue la primera vez que sentiste algo como este dolor?**

Algún tiempo después de una accidente en coche hace unos 10 años

(trabaja con todos los aspectos del incidente)

- **¿Haz una metáfora – que sensación te dan tus piernas?**

Como si se despertasen de una hibernación
Como si no se han utilizado, no tienen fuerza
Como un oso que sale en la primavera

(Entretejí un poco de imágenes más adelante en el proceso: los osos son muy fuertes...que buena sensación da el salir de esa cueva...la protección feroz y voluntad de sobrevivir y prosperar de la osa madre para sus cachorros/la tuya para tu propio cuerpo)

- **¿Cómo te sientes por ese dolor en las piernas?**

Me da vergüenza

- **¿Qué exactamente te da vergüenza?**

No estoy en forma
Caminando ese corto recorrido no debería ser un problema
Frustrada con mi cuerpo
Enfadada con mi cuerpo

(Nota: ¿Qué, específicamente...? es una pregunta excelente para profundizar en las respuestas imprecisas.

Con EFT, en cuanto más específico logras ser, mejor funciona.)

• **Si hubiese una emoción más profunda debajo del dolor, ¿cuál sería?**

Preocupación de que si no supero esto, el dolor al realizar cualquier actividad empeorará progresivamente
Preocupación de que el ciclo de dolor empeorará cada vez más
Preocupación sobre el futuro
Ira - ¡no es justo!

• **¿Cómo sería ese caso?**

Mis habilidades físicas serán aun más limitadas
Físicamente no soy tan fuerte como quisiera
Me veo como fuerte, pero mi cuerpo mi frena

• **Cuando te preocupas, ¿cómo lo haces?**
(literalmente CÓMO)

Un circulo mental vicioso
Preocupación – ejercicio – dolor – preocupación – frena el ejercicio – una rueda de jerbo de preocupación

(El dolor casi ha desaparecido... Aquí hay algunas preguntas para encontrar nuevas cosas que añadir después de decir "Aunque me queda un poco de dolor en las piernas, me acepto y me amo profunda y completamente y...")

- **¿Qué es lo que deseas en su lugar?**

Quiero arreglar mi cuerpo, no enmascarar el dolor
con medicación como lo hace mi amiga
Quiero un cuerpo fuerte y sano

- **¿En qué estado tendrías que estar para que esto fuera cierto?**

Ilusionada por el ejercicio físico
Paz, salud y bienestar
Saber que estoy permitiendo a mi cuerpo sentirse
bien con respecto a mi futuro

- **Si ya no te preocuparas, ¿qué harías en su lugar?**

Tendría nuevas aventuras, apreciando a mi cuerpo

- **Elijo:**

Apreciar mi salud, mi cuerpo

("Aunque solo me queda un poco de dolor en las
piernas, elijo...")

- **Elijo apreciar:**

Mis piernas – el hecho de que aun puedo andar
Mis piernas – por mantenerme durante todos estos
años
Mis piernas por ayudarme a mantenerme firma
Mis brazos, por poder abrazar a la gente

My cuerpo, por poder sentir alegría

•**Elijo:**

Esperar con ilusión cada nueva aventura
Esperar con ilusión al futuro
Poner mi atención sobre lo que deseo, no sobre lo
que temo

Utiliza tu imaginación, y tu curiosidad, y tu pensamiento asociativo, y **especialmente** tu humor para producir imágenes y frases sobre el uso y propósito, incluso el propósito espiritual, de 'piernas' en este caso. Por supuesto que esto lo puedes hacer con cualquier tema, y esto es lo que hace que EFT sea tan divertido, ¡así lo creo yo! Sé todo lo disparatado y dramático que puedas con tu imaginación. ¡Permite que la sanación sea alegre!

Por ejemplo... las piernas te mantienen, son tus mejores amigos, las piernas te permiten estar erguido, el ponerte firme, tomar una postura, destacar, llevarte a lugares, llegar hasta donde quieres llegar, alejarte de lo que quieres evitar, saltar de alegría, huir, correr hacia lo que quieres, apartar de una patada lo que te estorba, abrir de una patada un camino para ti, las piernas te permiten ser flexible, ser todo lo bajito o alto como lo eres – por dentro y por fuera – etc. etc. etc.

Ahora rocía todas estas frases mientras haces tapping

¡Utiliza tu propia imaginación,
dale **rienda suelta!**

¡Da a tu intuición sus propias piernas!

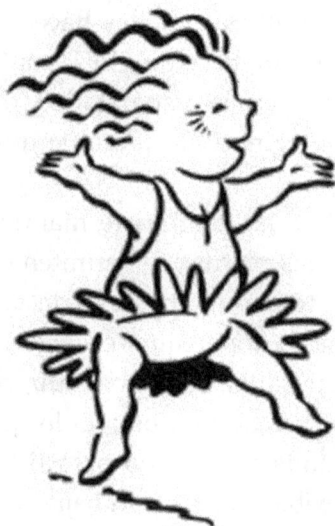

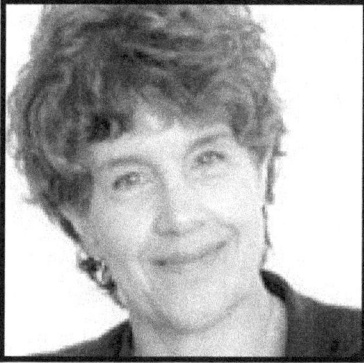

Rue Anne Hass,
Maestra en EFT

Terapeuta Maestra de EFT, mentora intuitiva / preparadora para el desarrollo personal, en Madison, Wisconsin, EEUU desde el año 1986, empleando *"estrategias profundamente desenfadadas para desatascar cosas atascadas"*

He tenido consulta privada como mentora intuitiva / preparadora para el desarrollo personal, en Madison, Wisconsin, EEUU desde el año 1986, empleando lo que yo veo como "estrategias profundamente desenfadadas para desatascar cosas atascadas".

Hace mucho tiempo, era profesora de inglés. De mi experiencia como profesora aprendí cómo aprender, cómo pensar en lo que era importante y cómo comunicarlo con claridad. También he aprendido que individuos que están en cargos de autoridad reciben respeto, lo merezcan o no, y yo me propuse merecer el respeto que se me concedía.

Eso fue en la década de los 60 y a principios de los 70, una época de gran fomento creativo en los EEUU y en el mundo. Me encontré en el centro de ese cambio en el paradigma, muy involucrada con el movimiento femenino y el movimiento anti-guerra, viviendo en una comuna en Chicago que compartía los ingresos, los cuidados de los niños y las tareas del hogar. Mi trabajo en nuestro grupo era encargarme de los automóviles de la casa. (También enseñaba mecánica en una cooperativa educacional para mujeres.) De mis experiencias en esta época aprendí un sentido de agencia: que yo tenía un lugar en el mundo, que todos somos parte de un panorama global, que lo que yo hacía y pensaba importaba.

Durante siete años, desde 1974 a 1981, estaba en la plantilla del Findhorn Foundation, un centro internacional para la educación espiritual y holística en Escocia. Aquí, me enfrenté a profundos retos para aprender y experimentar mi propia verdad espiritual, independientemente de lo que profesores espirituales y otra gente opinaban sobre cuáles eran los prerrequisitos para el progreso espiritual. Aprendí a renunciar a mi áspera cólera y el sentido de 'poder personal sobre' para poder abrirme al amor y 'poder con'.

Desde entonces, doy crédito para la mayoría de lo que he aprendido en la vida a los brillantes encantos y retos difíciles de la maternidad y el matrimonio.

Mis hijas ahora tienen más de 20 años y son mujeres preciosas, desde su interior hacia fuera. Me siento profundamente honrada por el hecho de que conciertan citas con sus amigos para sesiones de preparación / asesoramiento cuando las visito. Una de ellas es acupunturista en Denver, Colorado, y la otra trabaja en marketing en Boston, Massachusetts. Me casé con Timothy en Findhorn. Timothy trabaja en una unidad de consultas exteriores de psiquiatría, juega al fútbol, y meditaría todo el día si alguien le pagara por hacerlo. Le imagino como un 'atleta místico'.

A lo largo de los años me he esforzado por buscar una amplia educación en filosofía y terapias psico-espirituales. Hoy, EFT es la pieza central de mi trabajo. En Enero del 2006 se me concedió el honor de ser nombrada la 14ª Maestra EFT. Me encanta la sencillez y efectividad de EFT, y el hecho de que es una herramienta que la gente puede llevarse a casa. No tienen que acudir siempre al *experto* para que les *arregle* porque están *rotos*. ¡Ahora disponemos de la sanación al dedillo!

Lo que realmente me impulsa en la vida es una intensa curiosidad sobre la consciencia y una profunda pasión por el mundo. Me veo como una 'Sabia en Formación' (¡no tengo ninguna intención de graduarme! Siempre estaré en formación.)

Al encontrarme con un cliente/socio co-creativo por primera vez, les llevo a pasear por un proceso interesante de comprender su vida como una historia, lo que yo describo como 'trazar un mapa de la historia de tu futuro'. Concluyo con pedirle que considere: ¿Qué quieres que tu vida deje en el mundo como legado? ¿De qué manera quieres que el mundo sea mejor por haber estado tú aquí?

Me hago la misma pregunta a mí misma. Lo que surge para mi es fomentar de todas las maneras que pueda imaginar y de la mejor manera de la que soy capaz, el concepto de 'Rico-Estar'(*Wealthbeing*). (n.t.: es una palabra 'inventada' por Rue jugando con la palabra 'Bienestar' que expone en detalle en el libro.) Este término me vino a la cabeza un día cuando estaba pensando en el proceso de la manifestación. Para mi,

Rico-Estar es una interesante síntesis de bien-estar y ser (no tener) riqueza. Invito y ayudo a individuos y a comunidades a moverse hacia el poder transformador real de su *Rico-Estar*, su propia y específica Presencia espiritual en el mundo.

www.ingramcontent.com/pod-product-compliance
Lightning Source LLC
Chambersburg PA
CBHW031515270326
41930CB00006B/408